DE L'EMPLOI DU « MÉLANGE IODOFORMÉ »

DANS LE TRAITEMENT DES

FISTULES OSSEUSES

Consécutives à des traumatismes de guerre

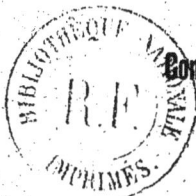

PAR LE

Docteur Gaston TISSOT

ANCIEN EXTERNE DES HOPITAUX DE LYON

MÉDECIN AUXILIAIRE DE RÉSERVE

━━━►◄◆►◄━━━

BESANÇON

IMPRIMERIE JACQUES ET DEMONTROND

—

1916

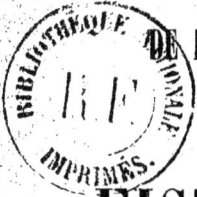

DE L'EMPLOI DU « MÉLANGE IODOFORMÉ »

DANS LE TRAITEMENT DES

FISTULES OSSEUSES

Consécutives à des traumatismes de guerre

PAR LE

Docteur Gaston TISSOT

ANCIEN EXTERNE DES HOPITAUX DE LYON

MÉDECIN AUXILIAIRE DE RÉSERVE

> ►◄◄►◄

BESANÇON

IMPRIMERIE JACQUES ET DEMONTROND

—

1916

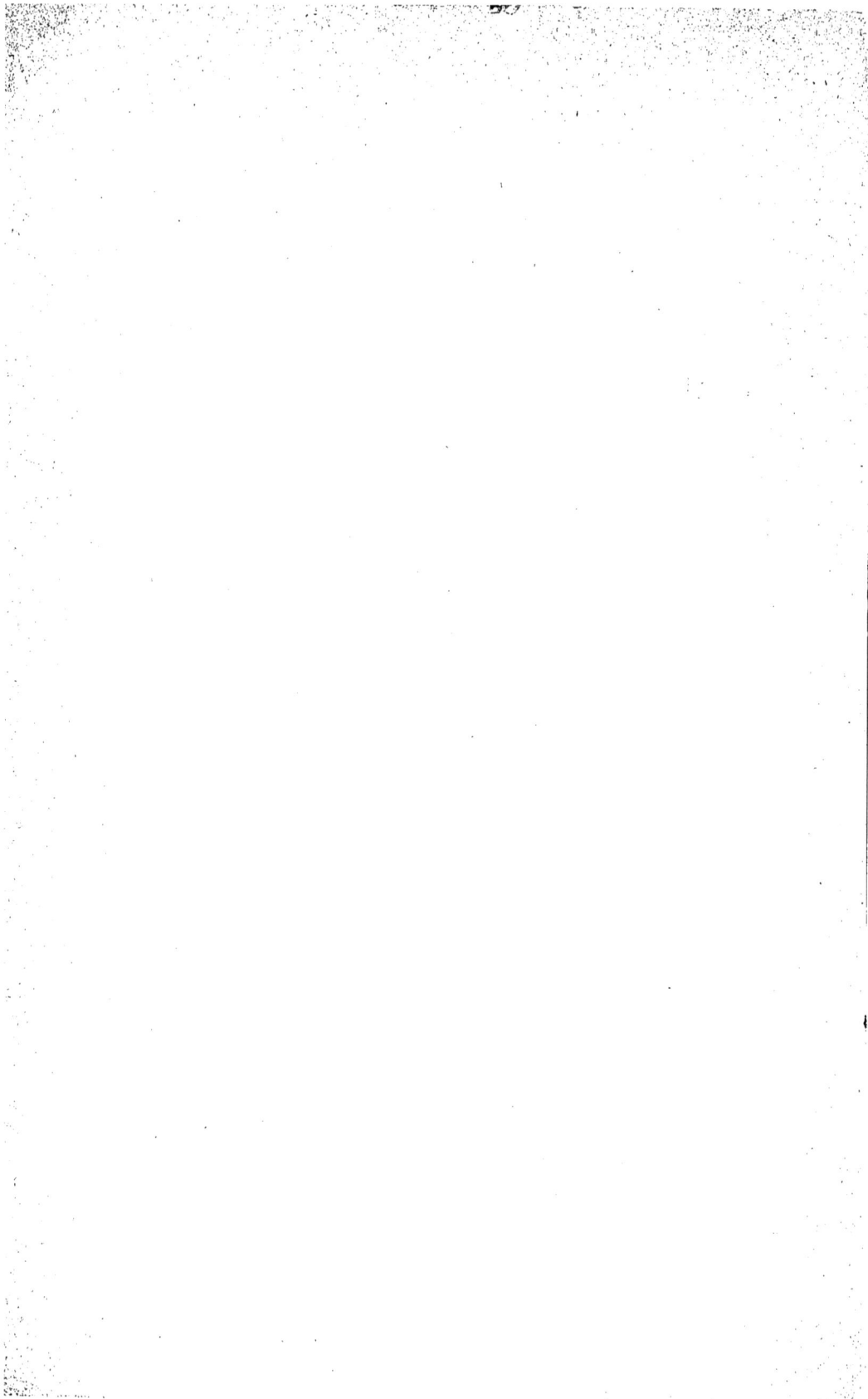

A LA MÉMOIRE DE MES CHERS DISPARUS

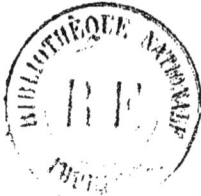

MON PÈRE

MON FRÈRE

A MA MÈRE

A QUI JE DOIS TOUT

Je dédie ce travail comme un faible
témoignage de ma reconnaissance
infinie et de ma profonde affection.

A MA FEMME

MEIS ET AMICIS

A MON PRÉSIDENT DE THÈSE

Monsieur le Professeur Aug. POLLOSSON

PROFESSEUR DE CLINIQUE GYNÉCOLOGIQUE

CHIRURGIEN DES HOPITAUX

Hommage de très profonde et respec-
tueuse gratitude.

A Monsieur le Professeur LESIEUR

MÉDECIN DES HOPITAUX

qui nous a toujours accueilli avec
sympathie et à qui nous sommes
heureux de pouvoir exprimer nos
remerciements et notre gratitude
pour l'intérêt qu'il nous a toujours
montré au cours de nos études
médicales.

A Monsieur le Professeur agrégé PATEL

CHIRURGIEN DES HOPITAUX

qui nous a donné le sujet de ce travail
et que nous remercions bien sincè-
rement pour la bienveillance qu'il
n'a cessé de nous montrer.

A MES JUGES

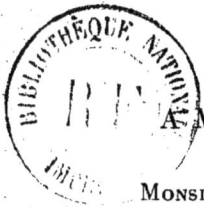

A MES MAITRES DANS LES HOPITAUX

Monsieur le Professeur TIXIER

PROFESSEUR DE CLINIQUE CHIRURGICALE

Monsieur le Docteur LYONNET

MÉDECIN DES HOPITAUX

Monsieur le Professeur ROLLET

PROFESSEUR DE CLINIQUE OPHTALMOLOGIQUE

Monsieur le regretté Professeur JABOULAY

Monsieur le Professeur Aug. POLLOSSON

PROFESSEUR DE CLINIQUE GYNÉCOLOGIQUE

Monsieur le Professeur COLLET

PROFESSEUR DE PATHOLOGIE INTERNE

Monsieur le Docteur PÉHU

MÉDECIN DES HOPITAUX

Monsieur le Professeur Paul COURMONT

PROFESSEUR DE MÉDECINE EXPÉRIMENTALE

DE L'EMPLOI DU « MÉLANGE IODOFORMÉ »

DANS LE TRAITEMENT DES

FISTULES OSSEUSES

Consécutives à des traumatismes de guerre

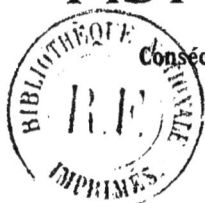

INTRODUCTION

Il y a trois mois, à notre arrivée dans le service de chirurgie du Professeur agrégé, médecin aide-major Patel, chef du secteur chirurgical nord de la 7ᵉ région, nous avons été frappé par la présence, dans les salles de blessés, du grand nombre de porteurs de fistules osseuses, au milieu des grands mutilés de la guerre. Nous fûmes vivement étonné, en interrogeant ces blessés, jeunes pour la plupart, solidement constitués, dont l'apparence extérieure semble n'indiquer aucune altération de l'état général, d'apprendre que la date de leur blessure était très ancienne. Beaucoup avaient séjourné plusieurs mois dans des hôpitaux, étaient même rentrés d'un séjour, plus ou moins long, de convalescence.

La pensée nous vint, immédiatement, qu'à l'heure où la patrie a besoin d'un nombre de soldats tou-

jours plus grand, ces vieux blessés, immobilisés
dans des formations sanitaires par un mal bénin,
pourraient combler bien des vides parmi les com-
battants. Et pourtant, tels qu'ils sont, tels qu'ils
nous arrivent à l'hôpital, ce sont des infirmes, des
demi-infirmes peut-être, mais toujours des non-
valeurs.

Les beaux résultats obtenus par le docteur Patel,
en traitant ces fistules osseuses par la méthode du
plombage iodoformé, dont tout le monde connaît les
résultats heureux dans le traitement des ostéites
tuberculeuses, nous ont vivement intéressé. Sur les
conseils de notre maître, qui a bien voulu nous
continuer ici la même bienveillance à laquelle il
nous avait habitué pendant notre séjour dans les
hôpitaux de Lyon, nous avons entrepris ce travail.
Nous aurons atteint notre but, s'il peut contribuer à
vulgariser une méthode qui a fait ses preuves ; guérir plus rapidement nos braves « poilus » et rendre
de nouveaux héros à la France.

Notre travail est divisé en quatre chapitres. Dans
un premier chapitre, nous passons rapidement en
revue les différentes méthodes employées pour combler les pertes de substance osseuse. La méthode
de l'obturation au mélange iodoformé, qui fait l'ob-
jet de notre thèse, est décrite plus longuement dans
le chapitre ii. Il nous a semblé utile de consacrer un
chapitre spécial à la fistule osseuse d'origine traumatique. Nous ne l'avons trouvée décrite nulle part.
Nous nous excusons à l'avance si ce chapitre, très

vaste, est incomplet et pèche par bien des points ; nous n'avons voulu faire qu'une esquisse rapide de cette affection nouvelle. Enfin, nous terminons par les indications opératoires et par la technique employée.

Qu'il nous soit permis ici, en terminant nos études médicales, de témoigner notre gratitude à tous nos maîtres de la Faculté et des hôpitaux, ainsi qu'à nos chefs militaires, qui nous ont toujours honoré d'une grande bienveillance. Le docteur Bérard, d'Oyonnax, a bien voulu nous faire profiter de son expérience et nous a honoré de son amitié, nous lui en sommes vivement reconnaissant. Que les docteurs Decherf et Chaintre veuillent bien accepter nos remerciements pour les observations intéressantes dont nous leur sommes redevable.

CHAPITRE PREMIER

HISTORIQUE

ÉTUDE SUCCINCTE DES DIFFÉRENTS PROCÉDÉS EM-
PLOYÉS DANS LE TRAITEMENT DES CAVITÉS OSSEUSES,
AVANT LA MÉTHODE DU « PLOMBAGE IODOFORMÉ ».

De tout temps, on s'est préoccupé de combler les
pertes de tissus osseux. C'est ainsi que dès 1483,
chez les Mongols, on retrouve des traces de cette
ostéoplastie. Dans la biographie de Zehir-Eddin-Ba-
ber, premier grand Mogol, il est rapporté que, dans
une fracture du fémur avec grande perte de substance, un médecin pratiqua l'extraction des parties
fracturées et les remplaça par une poudre, qui devint
de l'os.

En 1682, Job-a-Meck'ren raconte, qu'un cavalier
russe ayant reçu un coup de sabre sur la tête, qui
lui enleva une partie du crâne, cette perte osseuse
fut comblée par un fragment d'os, pris sur le crâne
d'un chien, et la guérison s'ensuivit.

En 1810, von Merren trépane des chiens en ména-
geant le périoste et la dure-mère, il replace ensuite
la lamelle osseuse. A l'autopsie il constate un processus de guérison de cette blessure.

C'est dans la seconde moitié du XIXᵉ siècle, qu'à

la période de tâtonnements et d'indécision, succède la période vraiment scientifique et nous allons voir comment on aboutira, au début du xxᵉ siècle, à des résultats remarquables dans le traitement des cavités osseuses, à leur guérison rapide et à la régénération de l'os malade.

Dans notre étude des différents procédés employés pour amener une réparation osseuse, nous ne suivrons pas l'ordre chronologique. Il nous semble plus logique d'envisager successivement les méthodes en partant des grands points primordiaux d'où découleront ces méthodes elles-mêmes. D'autant plus que l'histoire des interventions dans les lésions osseuses est extrêmement compliquée ; tels procédés employés tout d'abord furent abandonnés, puis repris et modifiés.

Trois grands points dominent toutes ces recherches ; c'est en suivant cet ordre, que nous allons passer en revue les différentes thérapeutiques. Un os est malade, frappé de nécrose ; une perte de substance plus ou moins grande compromet sa solidité, affaiblit le patient, comment le guérir et comment combler ou favoriser le comblement d'une telle cavité ?

1º Ou bien on va faire une greffe osseuse (Ollier a fait connaître ses remarquables travaux, les chirurgiens vont s'inspirer de ses résultats). On choisira donc un lambeau périosto-osseux, doué d'une grande puissance ostéogénique et on le placera dans la cavité à combler. Il va proliférer et remplir cette cavité par bourgeonnement, la réparation sera complète.

Nous verrons, dans la suite, que les résultats obtenus ne furent pas ceux qu'on pouvait attendre de l'expérimentation et que cette méthode dut être abandonnée.

2º Ou bien, alors, influencé par la chirurgie dentaire, on pratiquera, comme on le fait pour les dents, un véritable plombage de l'os nécrosé, avec telle substance propice, destinée à s'enkyster et qui sera assez solide pour remplacer l'os lui-même. Mais l'os est une substance vivante, alors que la dent est faite de tissu presque mort et tel corps étranger, bien toléré par l'une, ne le sera plus par l'autre.

3º Devant les insuccès du plombage proprement dit, en constatant que l'os vivant transplanté se meurt et se résorbe, on se servira d'os mort agissant par sa seule présence et qui sera résorbé lentement. Ou bien encore l'os pourra être remplacé par une substance susceptible d'une telle résorption et agissant comme « pansement interne ».

Telles sont donc les trois grandes idées directrices qui ont guidé toutes les recherches ; nous allons passer rapidement en revue les méthodes variées qui ont abouti à la solution qui était de trouver une substance « résorbable » et « antiseptique » bien tolérée par le tissu osseux. Cette substance nous la connaissons, elle est constituée par le « mélange iodoformé ».

1º *Greffes osseuses*. — Dans les archives de physiologie de 1889, Ollier avait indiqué de quelle manière on pouvait tirer un parti utile de la greffe osseuse.

Il distinguait trois catégories de greffes :

a) Les greffes « autoplastiques », empruntées au sujet lui-même ;

b) Les greffes « homoplastiques », empruntées à un sujet de la même espèce ;

c) Les greffes « hétéroplastiques », provenant d'un sujet d'espèce différente.

Seules, les deux premières catégories de greffes donnaient expérimentalement des résultats excellents ; c'est donc à elles que s'adressent les premiers expérimentateurs.

On commença à appliquer la méthode d'Ollier dans les ostéomyélites chroniques.

Tant par la nécrose elle-même que par les trépanations nécessaires au traitement de ces suppurations, on se trouvait en présence d'un gros inconvénient ; on obtenait ainsi, de grandes cavités mettant un temps très long à se combler. Il était naturel de penser à la greffe et de remplacer l'os nécrosé par de l'os nouveau. — Malheureusement, les résultats cliniques ne répondirent pas aux espoirs soulevés par la théorie. Les greffes ne tenaient pas, elles ne tardaient pas à se nécroser et servaient seulement de soutien au tissu néoformé.

Ollier lui-même, en 1881, put constater le peu de succès de sa méthode. Dans une nécrose du cubitus chez un enfant, il essaya de greffer des fragments osseux. Au bout de cinq mois, la greffe était résorbée et la perte de substance était la même. Marc

Ewen, Poncet et d'autres n'eurent pas plus de succès, aussi bien avec des greffes osseuses massives
qu'avec des greffes fragmentaires.

Ces greffes semblent n'agir que par action de présence, en réveillant dans les tissus voisins les propriétés ostéogéniques.

Le peu de succès obtenus, comme les difficultés
très grandes de trouver des transplants répondant à
tous les désiderata, et le danger de greffer des os
tuberculeux ou syphilitiques firent abandonner définitivement ce procédé. — Les seuls résultats excellents donnés par le greffe osseux furent obtenus par
Poncet et Marc Ewen, lorsque l'os entier est enlevé.
Le périoste manquant, il faut une source nouvelle
d'ossification, et des greffes multiples et répétées
peuvent alors reconstituer l'os.

2° *Plombage des os.* — Par analogie avec le
plombage dentaire, Dressmann, le premier, essaya
du « plombage osseux ». Conseillé par Trendelem-
burg, qui se demandait si les substances inorgani-
ques n'auraient pas plus de chance d'obturer définitivement des cavités où il suffisait qu'elles soient
tolérées par le tissu osseux, et s'il n'était pas possible de se servir pour cela du plomb. Mais, par
crainte d'une intoxication, il se servit d'une bouillie
plâtrée. Les séquestres et les granulations furent
soigneusement enlevés, la cavité stérilisée par un
bain d'huile porté à l'ébullition par le thermocautère.
Les parois saupoudrées avec de l'iodoforme, la
cavité fut comblée par un mélange de plâtre délayé

dans une solution de carbol. Il signala, par la suite, six guérisons qui furent peu probantes.

O. Mayer et Sonnenburg préconisaient un amalgame de cuivre qui possède des propriétés bactéricides.

Stachow repoussa l'emploi de l'étain métallique. Il lui reprochait de ne pas se modeler assez bien sur les parois cavitaires.

Von Brüning s'opposa à l'obturation d'une cavité par un ciment métallique qui n'est pas assez élastique et qui favoriserait les fractures pathologiques.

Curtis fit des essais infructueux avec un mélange de ciment dentaire et de celluloïd.

Martin, conseillé par Mickulicz, essaya sur les animaux le ciment dentaire et le ciment ordinaire. Il n'eut que des insuccès : le ciment fut éliminé. Il obtint cependant un bon résultat avec un mélange de gutta-percha et de plâtre ; le tout aseptisé et formant bouillie.

Politzer se servit sans succès de paraffine.

On essaya de la prothèse avec des tiges d'ivoire ou de fer, et les résultats furent à peu près nuls.

Hamilton obtura les cavités avec une éponge aseptique. Gluck, avec de la gaze iodoformée, mais sans grand résultat. Pourquoi ces insuccès ? C'est que la difficulté de la méthode, ici, plus encore que pour le plombage des dents, consiste à enlever en totalité l'os malade et infecté. De plus, l'os travaillé n'est souvent plus assez solide, et, d'autre part, dans le plus grand nombre de cas, l'os réagit contre le plombage, qui joue le rôle de corps étranger, il

irrite les tissus qui réagissent fortement et tendent
à l'éliminer.

3° *Substances destinées à se résorber.* — L'enkyste-
ment des corps métalliques donne peu de résultats,
l'os manquant n'est pas remplacé, ni la guérison
n'est plus hâtive. On chercha donc des corps capables d'exciter la prolifération des cellules osseuses
et ne s'opposant pas par leur présence à cette réparation. Seules des substances résorbables étaient
capables de donner ces résultats.

Pour Ollier, l'os vivant ne sert que de soutien et
agit par sa présence, on peut donc le remplacer par
de l'os mort.

Senn et Middeldorf en firent l'essai ; après avoir
désinfecté soigneusement la cavité osseuse, ils la
bourrèrent de fines bandes d'os décalcifiés et asep-
tisés.

Senn et son élève Mackie, publièrent, en 1889 et
1890, vingt et un cas traités par cette méthode, avec
un seul insuccès. La guérison par première intention
était obtenue en six semaines ; dans deux cas seulement il y eut un peu de suppuration et la guérison
fut retardée à deux ou trois mois. Ces résultats furent
confirmés par Hümmel, Middeldorf, Nicolaysen. Le
Dentu, dans la thèse de son élève Buscarlet, publie
dix observations avec seulement deux insuccès. Mais
il est bon de faire remarquer que cette méthode ne
fut guère appliquée que pour des cavités de petit
volume qui se réparent aisément et très vite.

Lister avait observé que des caillots sanguins s'organisent sous des pansements antiseptiques. Neuber et Schede appliquèrent ce procédé d'une façon pratique en laissant la cavité bien aseptisée, grâce à la bande d'Esmarch, se remplir de sang par le retrait de celle-ci. Mais seuls, les petits coagula peuvent s'organiser, les indications étaient donc réduites aux petites cavités. Le plus souvent le caillot s'infectait et amenait une recrudescence de la suppuration. Glück substitue le catgut au caillot. Holsted se servit de la muqueuse d'intestin de porc. Mauclaire combla les cavités osseuses avec de grands lambeaux d'épiploon. Neuber avec des lambeaux cutanés de voisinage.

Les résultats furent, d'une façon générale, si peu satisfaisants, que toutes ces méthodes sont aujourd'hui définitivement abandonnées, et qu'on dut faire appel à d'autres substances de remplissage.

4° *Substances résorbables antiseptiques.* — Les succès nombreux, obtenus par l'emploi des substances résorbables, étaient dus en grande partie à un défaut d'asepsie. En effet, la première condition pour qu'une cavité osseuse s'obture d'une manière efficace, est la parfaite asepsie de cette cavité. Mais il est difficile de réaliser une asepsie parfaite dans un os qui suppure, même en enlevant largement les fongosités et les points nécrosés. Il peut se trouver, et il se trouve même toujours, dans la coque cavitaire et protégés par une couche éburnée très résistante, des micro-organismes, agents de l'infection. Certains auteurs ont essayé de réaliser cette asepsie

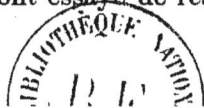

par l'huile portée à l'ébullition au moyen du thermo-
cautére, par des pansements et des lavages antiseptiques, les résultats furent médiocres. De plus,
comme il est presque impossible de pratiquer une
hémostase complète, du sang se mélangeait au plombage et réalisait ainsi un excellent milieu de culture
en même temps qu'il était un véhicule des microbes.
Les phénomènes infectieux ne tardaient pas à suivre
l'intervention et l'élimination spontanée ou imposée
de l'obturant était fatale. On fut donc amené à cher-
cher et à employer un mélange à la fois résorbable
et antiseptique.

Kraske préconisa l'emploi de tampons de fibrine
obtenus par battage du sang de bœuf, trempés dans
une solution de sublimé, puis mélangés à une solution d'éther iodoformé.

Neuber suivit la même voie, il chercha un véhicule
pour l'iodoforme et employa successivement, sans
résultat, des solutions concentrées de sucre et de
gomme, de la gélatine, de la colle.

Enfin, il fit une pâte molle de fécule délayée dans
une solution bouillante d'acide phénique à 2 °/₀, il y
ajoutait de la poudre d'iodoforme. — La cavité préparée, il laissait le sang s'y répandre et y ajoutait
cette pâte; le tout formait un mélange résorbable.
Reynier et Isch Vall se servaient de salol iodoformé
— Le salol chauffé à 42° se liquéfie et dissout l'iodoforme qui lui est adjoint et par refroidissement il se
prend en une masse vitreuse. La cavité préparée et
asséchée, le mélange y était introduit à l'état de
fusion, aussi les cavités étaient parfaitement com-

blées. La résorption lente permettait la néofor-
mation de l'os et l'obturation de la cavité. Une
trentaine de malades ainsi traités, pour des ostéomyélites anciennes, avec séquestres et pour des
tuberculoses osseuses, furent guéris. L'inconvénient
de ce mélange était qu'on ne pouvait combler des
cavités dont le volume dépassait celui d'une noix ;
son usage limité le fit abandonner. Fantino et Valan
en 1899 décrivirent une nouvelle méthode. L'asepsie
de la cavité est faite dans un premier temps en la
remplissant de glycérine iodoformée portée à l'ébullition par le thermo-cautère. Elle est ensuite remplie de gaze stérilisée. Vers le quatrième jour,
l'asepsie reconnue par des examens bactériologi-
ques, la cavité est remplie par un mastic composé :

Thymol,	1 partie
Iodoforme,	2 parties
Cendres d'os calcinés,	2 parties

Par ce procédé la guérison fut obtenue en sept ou
huit mois pour les grandes cavités, en trois ou quatre mois pour les petites ; c'était un peu tardif et la
guérison naturelle, après simple curettage n'est souvent pas plus longue. Bérard et Thévenot à Lyon
essayèrent de l'obturation par la paraffine à laquelle
on incorporait des sels d'argent. Les résultats furent, de leur avis même, peu satisfaisants. D'autre
part le gros inconvénient de l'emploi de la paraffine,
c'est la tendance qu'a celle-ci, de faire des embo-
lies.

Vignard employa un mélange de cire et d'iodoforme, il eut des accidents de suppuration et d'élimination.

Von Mosetig-Moorhof entreprit des recherches dans le même sens. Il trouva un mélange résorbable, qui a pour base l'iodoforme. Il avait en vue le comblement des pertes osseuses, résultant d'un processus tuberculeux, et il s'adressa de préférence à cet antiseptique, qu'il considérait comme un spécifique du bacille de Koch. En 1899 il fit connaître sa méthode dite du « plombage iodoformé » et publia des résultats remarquables, obtenus, tant dans les ostéites tuberculeuses, que dans les ostéomyélites chroniques. Cette méthode employée dans la suite en France s'est généralisée et chacun connaît les guérisons remarquables dues au mélange iodoformé.

Devant le nombre, toujours plus grand, des porteurs de fistules osseuses, secondaires à des traumatismes de guerre, voués à une suppuration chronique, il a paru que les pertes osseuses, qui résultent de ce processus de nécrose, pouvaient être utilement traitées par ce procédé. Nous verrons dans la suite de ce travail que ces espoirs étaient fondés. Bon nombre de nos blessés de guerre peuvent tirer grand profit de cette méthode. Aussi allons-nous l'étudier en détail, dans le chapitre suivant.

CHAPITRE II

LA MÉTHODE DU PLOMBAGE IODOFORMÉ

~~~~~~~~~~

LE MÉLANGE IODOFORMÉ.

Dès 1880, von Mosetig, qui venait d'introduire, dans la thérapeutique chirurgicale, l'*iodoforme*, avait déjà pratiqué le tamponnement des cavités osseuses par la gaze iodoformée. Ce fut cet antiseptique qui lui servit plus tard de base à son mélange. Il avait la conviction que l'iodoforme était un spécifique de la tuberculose et c'est aux ostéites tuberculeuses qu'il appliqua d'abord son procédé. S'il abandonna l'iodoforme dans la suite, ce fut non à cause de l'intoxication qu'il pouvait provoquer (on avait bien signalé quelques cas d'empoisonnement !), mais pour sa mauvaise odeur. Il y revint cependant bien vite, tant les résultats obtenus par le mélange primitif de 1899 étaient satisfaisants.

Comme excipient de cette substance, il choisit l'*huile de sésame* et le *blanc de baleine*, le tout formant un plombage parfait, de plus, facilement résorbable.

Composition. — Le mélange type de von Mosetig est composé de :

Iodoforme en poudre, 60 parties
Huile de sésame,   40 parties
Blanc de baleine,   40 parties

D'après l'auteur lui-même, on peut varier la proportion d'iodoforme. C'est le « plombage iodoformé » ou ainsi que dit von Mosetig-Moorhof : « plombage temporaire, car il ne laisse dans l'organisme aucun produit irrésorbable. »

Certains chirurgiens craignant l'intoxication par l'iodoforme ont diminué la quantité de cette substance, ou même, tel Jaboulay, l'ont remplacée par le xéroforme. Pour notre part, malgré des obturations de grandes cavités, nécessitant une quantité importante du mélange, nous n'avons observé aucune intoxication par l'iodoforme, à part une odeur alliacée dans la bouche qui disparaît très vite. La formule indiquée est celle qui a été employée dans toutes les observations que nous publions plus loin, c'est celle qui est la plus employée et qui semble donner les meilleurs résultats.

Préparation. — La préparation du mélange est extrêmement facile et peut se faire même avec un outillage de fortune.

Damianos, élève et assistant de von Mosetig, en a décrit la technique en 1903. Le récipient préalablement stérilisé doit être en porcelaine ou mieux en verre. Il sera cylindrique à faible rayon et de hauteur suffisante. Une bouteille à large goulot peut remplacer avantageusement ce cylindre. On intro-

duit dans ce tube le blanc de baleine et l'huile de
sésame dans les proportions voulues et on chauffe
au bain-marie à 80°. A cette température le blanc
de baleine fond, les deux substances se mélangent
et forment un liquide de consistance huileuse et de
couleur claire. L'iodoforme, non cristallisé et réduit en poudre très fine, est introduit dans le mélange. On continue à chauffer en ayant soin d'agiter
constamment de façon à obtenir un mélange très
homogène, jaune doré. A ce moment, le récipient
est retiré du bain-marie ; on continue à agiter, la so-
lidification se produit vers 50°.

Le mélange solide se présente sous forme d'une
masse jaune, de consistance friable.

Conservation. — Le mélange de von Mosetig peut
être conservé dans le récipient qui a servi à le préparer, à condition de le fermer soigneusement avec
un tampon d'ouate ou avec un bouchon de caout-
chouc stérilisé. Pour l'employer, il suffit au moment
de l'intervention de chauffer au bain-marie à une
température voisine de 60° pour obtenir une pâte
semi-molle très obturante. Il est préférable cependant, pour obtenir une stérilité plus grande, de por-
ter le tout à l'étuve à 110° pendant une demi-heure et
de laisser refroidir en agitant.

Un inconvénient de cette méthode provient de ce
qu'on doit se servir d'un récipient dont l'extérieur
n'est pas stérile ; von Mosetig fit construire à cet effet
un récipient spécial assez compliqué, composé de
deux cylindres. Dans la pratique courante, ces fla-

cons stérilisés sont peu commodes et d'un manie-
ment difficile, aussi on a songé à renfermer le
mélange dans des tubes analogues à ceux utilisés
pour conserver la vaseline stérilisée ; il suffit, au
moment de l'usage, de chauffer ces tubes au bain-
marie et de flamber l'extrémité supérieure, par où
sort le mélange.

On pourra se servir, pour obturer les plus petits
recoins de la cavité à plomber, des canules nickelées
de Bérard, qui peuvent se visser sur le tube qui
renferme le mélange.

Avantages du mélange iodoformé. — Le mélange
se liquéfie à une température basse ; il n'entraîne,
de ce fait, aucune décomposition de l'iodoforme,
donc pas d'irritation violente des tissus par des
vapeurs d'iode.

Grâce à sa fluidité, il s'adapte aux moindres
anfractuosités et réalise une obturation absolue,
nécessaire. Von Mosetig écrivait en 1905 : « Si con-
densée que soit la masse du plombage, s'il passe de
l'air au travers ou entre elle et la paroi, la cavité
s'infecte ou suppure.... Ce n'est que la fermeture
absolument hermétique, avec un mélange antiseptique, qui donnera du succès. »

L'iodoforme est un bon antiseptique et peut jouer
un rôle important contre les microbes du dehors et
même contre ceux du dedans logés dans les parois
de la cavité, dont la stérilisation parfaite est difficile.

Ce plombage est résorbable ; il excite, par sa présence, l'ostéogénèse des tissus voisins et disparaît au fur et à mesure de la nouvelle production de tissu, digéré par les bourgeons charnus.

Enfin, il est d'une préparation facile et simple, à laquelle tout le monde peut procéder, même avec un outillage réduit.

Évolution ultérieure du plombage. — La radiographie permet de se rendre compte de l'évolution macroscopique du mélange dans la cavité osseuse. Les rayons x traversent mal le plombage, et sur les radiographies, il apparaît comme une tache sombre qui tranche sur la masse grise de l'os.

Damianos, sur des radiographies prises en série, a bien montré cette évolution. Quelques jours après l'intervention, le mélange se montre très irrégulier, occupant toute la cavité osseuse qu'il moule parfaitement. Quelques semaines après, ces irrégularités ont disparu ; la tache sombre a diminué d'étendue, elle est entourée d'une zone plus claire d'os nouveau, plus perméable aux rayons x que l'os ancien. Cette zone claire augmente au fur et à mesure qu'on s'éloigne de la date de l'opération, et après un temps variable, suivant la quantité du mélange à résorber et suivant aussi les qualités des parois de la cavité osseuse, la tache sombre du mélange disparaît complètement : le plombage est résorbé et remplacé par du tissu nouveau.

Silbermark a étudié les phénomènes histologiques qui se passent au voisinage du plombage et de la paroi osseuse. Il a publié, en 1905, le résultat de ses expériences, qui ont porté sur de jeunes chiens. Des prélèvements osseux pratiqués à des intervalles variables, du troisième au trente-cinquième jour, furent examinés au microscope. L'examen montra un envahissement du mélange par des formations osseuses nouvelles qui s'infiltrent dans la masse et la font disparaître. On voit surtout un élargissement des petits canalicules osseux adjacents à la cavité et qui sont remplis d'ostéoblastes. Dans la cavité, se forme d'abord un tissu de cellules fusiformes fibroplastiques, au milieu desquelles apparaissent des travées de tissu ostéoïde qui se charge de sels calcaires ; ces travées forment le noyau de l'os nouveau.

C'est grâce à cette résorption lente et progressive par les tissus nouveaux que le plombage joue son rôle important de *pansement interne*, temporaire, obturant, s'opposant à l'infection et à la suppuration et permettant la guérison et le comblement des cavités osseuses.

Comment a été employé le mélange iodoformé ?

L'idée première de von Mosetig-Moorhof était de pallier aux pertes de substance osseuse, occasionnées par les ostéites tuberculeuses. Ainsi que nous l'avons déjà dit, il voyait, dans l'iodoforme, le spécifique de la tuberculose, l'antiseptique rêvé, auquel ne pouvait résister le bacille de Koch. C'est donc aux *ostéites tuberculeuses* qu'il appliquera son traitement. Devant les résultats patents, obtenus par ce

procédé, il étendit les indications de la méthode
aux *ostéo-arthrites tuberculeuses* et aux résections
pour arthrite bacillaire.

Dès 1899, il appliqua sa méthode dans ces affections et, en 1904, il publiait cent huit cas de tuberculose osseuse traités par le plombage iodoformé,
avec des guérisons surprenantes.

La méthode fut appliquée tardivement en France.
Les premiers à l'essayer furent MM. Bérard et Thévenot ; ils l'appliquèrent d'abord au traitement des
cavités ostéomyélitiques ; le peu de succès du traitement le leur fit bientôt abandonner. Cependant, dans
la suite, ils traitèrent ainsi les cavités osseuses pro-
cédant d'un processus tuberculeux ; les résultats
furent concluants. La technique devint de plus en
précise, on sut mieux préparer la cavité et la mieux
obturer et le succès de la méthode dans le traitement
de ces affections est maintenant bien démontré.

Les travaux nombreux des chirurgiens lyonnais et
de leurs élèves contribuèrent pour une grande part
à vulgariser ce procédé et, pour n'en citer que quel-
ques-uns, nous mentionnerons les thèses de Grüber
(1908), Martin (1909), Mathiot et Rendu (1910), les
communications de Nové-Josserand, Bérard et Vignard aux XXIe, XXIIe et XXIIIe Congrès de chirurgie
de Paris, etc. La chose est trop connue pour qu'il
soit nécessaire de nous appesantir, et nous résumons
par une phrase des conclusions de Mathiot (Thèse de
Lyon 1910) : « Aucun procédé ne saurait donner
actuellement des résultats aussi favorables. »

Von Mosetig avait également essayé du plombage

iodoformé pour le traitement des *lésions ostéomyélitiques*. MM. Bérard et Thévenot, comme nous l'a-
vons vu, avaient employé la méthode pour les ostéomyélites et Renaud, en 1904, Grüber et surtout
Collenet, en 1908, avaient rapporté dans leurs thèses
de nombreux cas de guérison. Les résultats ont été
cependant moins bons que dans les cas de lésions
tuberculeuses. C'est que l'infection est plus aiguë,
plus profonde aussi. Le périoste est décollé, le tissu
osseux extrêmement raréfié donne naissance à des
cavités d'un grand volume ; l'état général des sujets
est mauvais, ils réagissent mal à l'infection. Aussi, le
plus souvent, observait-on une élimination en bloc
du plombage, avec persistance de la suppuration et
et fièvre.

Von Mosetig-Moorhof conseillait, il est vrai, le
plombage dans les formes chroniques et il rappor-
tait, dans sa statistique de 1904, soixante-dix-neuf
guérisons sur quatre-vingt-trois plombages, mais,
en aucun cas, la quantité du mélange employée
n'avait été considérable. Il semble bien, à l'heure
actuelle, que ce procédé ne donne, dans ce cas particulier, de meilleurs résultats que l'évidement
simple.

Les *lésions traumatiques* traitées par cette méthode
sont rares, et on en retrouve peu de cas dans la littérature médicale.

Imbert, en 1912, dans sa thèse, rapporte deux
résections du tarse et du carpe consécutives à des
traumatismes qui furent justiciables de l'emploi du
mélange iodoformé.

Rebentisch, dans la *Semaine médicale* du 23 septembre 1903, signale un cas heureux traité par le plombage; il s'agissait d'une perte de substance osseuse, résultant d'une fracture comminutive du tibia; la perte de substance fut comblée par le mélange iodoformé. Chez nos blessés de guerre, de pareilles fractures se rencontrent et si les pertes de substances osseuses, chez les porteurs de fistules, ne sont que secondaires à un processus d'ostéite inflammatoire, le curettage de la cavité, l'ablation des causes initiatives : séquestres, projectiles, débris de vêtements, ne solutionne pas le problème; la perte de substance persiste. Il faut permettre à l'os de se réparer en comblant sa cavité et en le mettant en même temps à l'abri de toute infection secondaire. Le mélange iodoformé remplit ces deux conditions et les indications de son emploi s'augmentent par l'adjonction du traitement des ostéites traumatiques.

CHAPITRE III

LA FISTULE OSSEUSE, D'ORIGINE TRAUMATIQUE

~~~~~~~~

Si, dans la littérature médicale, on n'a pu trouver jusqu'à présent que de très rares applications du plombage iodoformé au traitement des cavités osseuses d'origine traumatique, et en particulier à la fistule osseuse, cela tient à ce que ce genre d'affection est rare dans la vie ordinaire.

La guerre actuelle, en multipliant à l'infini ces accidents traumatiques des os, nous permet, au contraire, d'observer cette affection dans tous ses modes et dans tous ses degrés.

ÉTIOLOGIE.

Le blessé porteur d'une fistule osseuse nous raconte toujours, en termes à peu près identiques, l'histoire de sa maladie. C'est un « blessé ancien », dont la blessure remonte à trois mois, six mois, un an, quelquefois plus. Il a été atteint par un éclat d'obus ou de grenade, ou par une balle, et a eu un os fracturé. La blessure a, dans tous les cas, suppuré, car l'infection est fatale. C'est qu'en effet, malgré tous les efforts, il ne peut exister une hygiène parfaite dans la vie des tranchées. Exposé aux intempéries, poussière, pluie, boue, le « poilu » ne peut être propre. Si l'infection n'est pas apportée par l'agent vulnérant, elle peut être due au fait de l'infection de voisinage, par les vêtements, la peau sale, etc. Les pansements eux-mêmes, appliqués le plus souvent par un camarade, le sont dans des conditions très défectueuses ; le manque d'eau oblige le médecin lui-même à déroger aux règles de l'asepsie. Le projectile, enfin, est le premier porteur de germes. La guerre de tranchées, la débauche d'artillerie de plus en plus marquée a multiplié les blessures par éclats d'obus. C'est ainsi que, parmi les trente-deux blessés traités par le mélange iodoformé, dont nous donnons plus loin les observations, vingt-quatre ont été blessés par des éclats d'obus ou par des éclats de grenades, et seulement huit par balles.

Les dernières guerres modernes (guerre russo-japonaise, guerres balkaniques) avaient fait croire à l'inocuité des blessures légères par armes à feu. Si la chose est toujours vraie, en ce qui concerne les balles de fusil, qui frappent de plein fouet et qui sont stérilisées par la température élevée provoquée par la déflagration de la poudre et par leur frottement dur sur le canon du fusil, qui, de plus, traversent les vêtements sans en détacher des débris, il n'en est pas de même lorsque le soldat est frappé par une balle ricochée, par un éclat d'obus ou de grenade. Ces projectiles sont septiques par eux-mêmes ; de plus, ils entraînent avec eux des débris de vêtements, des débris d'équipement. La balle traverse un membre sans occasionner de gros dégâts aux parties molles ; les éclats d'obus dont les formes sont excessivement variables, qui ont des arêtes tranchantes, provoquent de larges déchirures des muscles et des tissus mous, creusent des plaies anfractueuses, conditions éminemment propices au développement ultérieur des microbes pathogènes. Enfin, d'après Hau (*Lyon médical*, janvier 1916), faut-il peut-être incriminer la nocivité des explosifs eux-mêmes.

Si nous voulions établir une échelle de la valeur infectieuse des divers projectiles, nous les placerions dans l'ordre croissant suivant :

Balle de fusil de plein fouet ;
Balle de fusil ricochée ;
Éclat de grenade ;
Éclat d'obus.

Mais il reste vrai que tous ces projectiles peuvent produire la même lésion osseuse et qu'on peut retrouver, comme nous l'avons vu récemment chez un blessé, une balle près du foyer de fracture, entretenant par sa présence et par infection secondaire une fistule persistante.

Le projectile a causé, dans toutes nos observations, une fracture. Ce n'est jamais une fracture simple avec deux fragments ; il y a toujours plusieurs fragments avec des esquilles adhérentes ou libres.

Trop souvent on trouve, malheureusement, dans le foyer de fracture, de la terre, des débris de vêtement, souvent des projectiles. Ces corps étrangers ne sont pas tous décelables à la radiographie ; les débris de vêtements, en particulier, sont perméables aux rayons x et ne peuvent laisser soupçonner leur présence que beaucoup plus tard, par la persistance de la suppuration.

Que devient alors ce soldat blessé ? Il sera pansé dans des conditions défectueuses, plusieurs heures après le traumatisme. Son évacuation à l'arrière de la ligne de feu ne sera jamais assez rapide et les appareils de contention de la fracture ne peuvent présenter toutes les conditions voulues pour immobiliser le membre et pour mettre la plaie à l'abri de l'infection, dont la porte est largement ouverte. Au bout d'un temps plus ou moins long, deux mois, trois mois au maximum (passé cette date, il se forme une pseudarthrose fistuleuse), la fracture se consolide. Le membre blessé n'a plus besoin d'un appareil de contention, mais la plaie cutanée ne se cicatrise pas, la suppuration persiste, la fistule est alors constituée.

Bien des causes engendrent cette complication des fractures ouvertes : les appareils défectueux d'immobilisation que nous avons déjà cités, et par suite drainage incomplet ou insuffisant; l'impossibilité du nettoyage parfait du foyer de fracture, de l'ablation des débris vestimentaires, que la radiographie ne peut nous révéler, toutes causes d'irritation des tissus. Donc, le foyer de fracture, les tissus voisins vont s'enflammer et suppurer. Par où va s'écouler ce pus, quel trajet va-t-il suivre, que deviendra ce trajet fistuleux? Le plus souvent la fis-

tule se montre au niveau du trajet de pénétration
du projectile, mais on la rencontre aussi souvent au
niveau des orifices de drainage, pour deux raisons ;
parce que ce sont ceux qui restent le plus souvent
ouverts et qui ont donc tendance à s'organiser et
parce qu'ils sont généralement placés aux points
déclives.

Il faudrait donc, en même temps qu'une contention
immédiate de la fracture, un nettoyage complet du
foyer ; malheureusement les conditions de la guerre
actuelle n'ont pas encore permit d'obvier à cet inconvénient ; peut-être les nouvelles méthodes employées actuellement dans certaines ambulances
d'armée selon la méthode de Carrel (irrigation continue et aspiration continue) et les nouveaux antiseptiques qu'il a préconisés (liquide de Dakin), peu-
vent-elles nous permettre d'espérer voir diminuer
bientôt les porteurs de fistules et avec elles les lésions anatomo-pathologiques que le traumatisme
entraîne et que nous allons rapidement décrire.

ANATOMIE PATHOLOGIQUE.

Le nombre d'orifices peut être variable ; le plus
souvent il est unique. La disposition la plus habituelle de l'orifice externe est celle en cul-de-poule.
La rétraction cicatricielle, dont le trajet fistuleux est
le siège, attire l'orifice vers la profondeur et le dé-
prime ; il est arrondi ou elliptique et est entouré du
tissu cutané rouge, œdématié et enflammé. Le trajet
peut être droit ou flexueux, très souvent il est renflé

en certains points, en particulier immédiatement
au-dessous de l'orifice de sortie. Ce trajet parait re-
vêtu à son intérieur d'une membrane veloutée sem-
blable à une muqueuse. L'épiderme qui borde l'orifice prolifère en surface et pénètre plus ou moins
profondément dans le trajet fistuleux.

Ces trajets fistuleux entretiennent dans leur voisinage une inflammation chronique. Le tissu conjonc-
tif s'œdématie, s'épaissit et se sclérose ; les vaisseaux s'altèrent, les muscles dégénèrent et il se cons-
titue une sorte de gangue fibreuse, ce sont les
callosités. Elles siègent ordinairement autour de
l'orifice de sortie et le tissu blanc lardacé dont elles
sont formées adhère fortement aux tissus voisins.

Ces tissus voisins ne sont altérés qu'au voisinage
immédiat du trajet fistuleux, ce sont les muscles
seulement qui sont intéressés par le processus inflammatoire chronique. Les nerfs, les vaisseaux ne
sont pas altérés.

L'aspect macroscopique de la lésion osseuse est
variable et dépend de l'importance des dégâts cau-
sés par le projectile et de la réaction inflammatoire.
Lorsque la suppuration est due à un point d'ostéite
superficielle, comme cela se voit en particulier pour
la crête tibiale, l'os est dénudé sur une petite surface, le tissu osseux est raréfié, les canaux de Havers
élargis parsèment le fond de la cupule d'un piqueté
rouge.

A un stade plus avancé, l'aspect de l'os malade
change. Une cavité s'est formée ; elle présente des
bords irréguliers, anfractueux, festonnés. Du pus

baigne les bourgeons charnus qui se sont organisés
sur la coque saine. Au milieu de cette cavité, libres
ou enrobés dans du tissu fibreux se trouvent des séquestres, un petit projectile ou des débris vestimentaires. Le *séquestre* est d'un blanc mat, il est coloré
en noir s'il a subi pendant longtemps l'action de l'air ;
il ne remplit jamais la cavité, car les phénomènes
inflammatoires intenses qui se sont effectués avant
sa libération, se sont traduits par de l'ostéite raréfiante, qui a détruit une zone étendue de trabécules
osseux.

Au curettage de la cavité, se retrouvent les différentes lésions de l'ostéite. En certains points se voit
de l'*ostéite raréfiante*. Le périoste est rouge, gonflé ;
le tissu osseux est parsemé de taches rouges ; ce sont
les bourgeons charnus qui prolifèrent des canalicules de Havers élargis et qui sont presque réunis.
La moelle, elle aussi, participe à cette inflammation,
elle est rouge, ecchymotique. Le tissu osseux s'est
en partie résorbé, les canaux de Havers se sont
agrandis à ses dépens. Sous la pression des cellules
néoformées, le tissu compact se creuse de lacunes et
de dépressions, la cloison intercanaliculaire est dé-
truite et les cellules osseuses sont mises en liberté.

Dans les suppurations récentes, l'*ostéite suppurée*
continue, le plus souvent, l'ostéite raréfiante. Le
pus, s'il ne peut facilement faire issue au dehors,
décolle le périoste, remplit la cavité. Les leucocytes
sont accumulés dans les canaux de Havers, en provoquent la rupture et gênent la circulation. A la
limite de ce tissu mortifié et du tissu sain, un sil-

lon se creuse, des bourgeons charnus résorbent le
tissu osseux et la partie mortifiée devient mobile et
forme le séquestre. Celui-ci, vermoulu et raréfié,
rend un son clair à la percussion du stylet. S'il est
de petit volume, il peut s'engager dans la fistule et
être éliminé spontanément au dehors par le pus qui
s'écoule. A ce moment, un travail de réparation s'or-
ganise, des phénomènes d'*ostéite restitutive* s'amor-
cent et la cavité se comble. Mais, le plus souvent, il
reste en place, provoque une irritation chronique,
sans aucune tendance à la guérison.

En certains points, cependant, le processus irrita-
tif s'est apaisé, des phénomènes de restauration se
sont amorcés. L'os est parsemé de granulations calcaires qui lui donnent une surface rugueuse ; il se
forme même des aiguilles osseuses dont l'enchevê-
trement donne un canevas plus ou moins lâche,
rempli de moelle rouge.

Des dépôts calcaires rendent aux canalicules de
Havers leur diamètre primitif. Parfois, ce but même
est dépassé, il y a hyperostose : l'os est plus lourd,
sa consistance est plus grande, l'ostéite restitutive
est devenue *condensante*.

Que devient le séquestre qui n'a pu être éliminé
par la fistule ? On admettait autrefois qu'il était li-
quéfié par le pus, mais il n'en est rien. Si Dieffen-
bach a montré que des chevilles d'ivoire sont ron-
gées par les bourgeons charnus, la résorption
partielle du séquestre ne peut se produire, pour
Lister, que si le pus tout entier est évacué à l'extérieur et si le foyer est à l'abri de toute infection.

Il ne peut malheureusement pas en être ainsi dans les fistules osseuses traumatitiques où l'infection persiste et est entretenue le plus souvent par des corps étrangers (projectiles, débris de vêtements), le séquestre demeure dans la cavité et irrite, au même titre que les corps étrangers, le tissu osseux; la symptomatologie est alors la suivante.

SYMPTÔMES ET DIAGNOSTIC.

Ces fistules, qui varient de la plus petite fistule au trajet infime, jusqu'à la fistule des os profondément situés (tête du fémur, os iliaque) avec grand trajet tortueux, se prêtent mal à une classification. On peut cependant les diviser en trois catégories : 1° la fistulette; 2° la fistule moyenne ; 3° la grande fistule.

A première vue, il est malaisé de dire si on a affaire à une fistule osseuse. Ce qui permet de trancher la question, c'est que, dans tous les cas, le blessé dit « mon os a été cassé ».

Les caractères généraux sont identiques, ce sont ceux des fistules en général. L'orifice externe du trajet est ombiliqué et entouré d'une peau dont la coloration est altérée, qui va du rouge vif au brunâtre. Immédiatement autour de l'orifice de sortie, cette peau est boursouflée, rouge, formant une sorte d'auréole. Un liquide séro-purulent, grumeleux, mal lié, sourd lentement.

La douleur spontanée est nulle, le blessé peut seulement ressentir une sensation de cuisson, de picotement dans l'intérieur de son trajet, à l'occasion d'une élimination de séquestre. Les mouvements du membre blessé sont rarement douloureux, ils sont toujours gênés. La pression réveille une petite douleur sourde peu accusée.

L'état général reste bon. La température est normale ; une petite élévation thermique peut cependant s'observer à l'occasion d'une poussée inflammatoire dont la zone de nécrose est le siège ; cela s'observe principalement dans les fistules à répétition.

En somme, *état général excellent* mais *état local déplorable.*

Les caractères physiques sont un peu différents les uns des autres, ils dépendent de la région atteinte et de la cause de la suppuration.

Dans la fistulette à trajet infime de la crête téliale, due à une fracture parcellaire, avec érosion périostée, la suppuration est peu abondante, séreuse, elle est entretenue par une esquille libre périostique, par des débris vestimentaires.

Dans la fistule moyenne des os longs humérus, tibia, radius, cubitus, le trajet plus long et anfractueux s'est déjà organisé. La suppuration est plus abondante ; c'est qu'il y a eu dans presque tous les cas fracture complète, un petit séquestre, un petit projectile inclus entretient l'inflammation ; ou bien le foyer de fracture a été frappé en un point de nécrose : c'est l'ostéite des os plats, os iliaque, omoplate.

Enfin, les grandes fistules consécutives à un gros fracas osseux, ou aux fractures de l'extrémité supérieure du fémur, de l'aile iliaque, quand le projectile ou le processus de nécrose a perforé l'os, donne une suppuration très abondante, d'un pus plus épais, grumeleux, parfois sanguinolent. La radiographie montrera de grandes esquilles libres. La température sera sub-fébrile, avec de petites oscillations, dues à la résorption partielle du pus qui s'évacue mal.

Nous citons pour mémoire les pieds et les coudes fistuleux avec plusieurs trajets, renfermant de nombreuses esquilles libres et de nombreux projectiles. La radiographie sera faite dans tous les cas ; elle peut donner parfois d'utiles renseignements, même si les débris vestimentaires lui échappent, elle permettra de déceler les projectiles inclus et les esquilles libres.

L'exploration au stylet doit être absolument proscrite, c'est une cause d'infection ; pratiquée d'une façon maladroite, elle expose à des réveils brusques de la suppuration et peut créer de nouveaux trajets fistuleux. Elle ne sera, dans tous les cas, pratiquée qu'au moment de l'intervention et ne fera que compléter les renseignements donnés par la radiographie sur la présence d'un petit séquestre cavitaire, qui rend un son mat à la percussion, sur la présence d'un projectile, sur la forme de la cavité et sur l'étendue des lésions.

ÉVOLUTION ET COMPLICATIONS.

La fistule osseuse n'a aucune tendance à la guérison spontanée ni à la cicatrisation. S'il arrive parfois qu'un blessé paraisse guérir sans intervention et qu'il cicatrise son trajet fistuleux, cette guérison n'est que temporaire.

Le soldat rentré à son dépôt, parfois même renvoyé sur le front, voit, après un temps plus ou moins long de guérison apparente, sa fistule se rouvrir sous l'influence d'une nouvelle poussée d'ostéite. D'autres complications peuvent s'observer également, ce sont, du côté des tissus périphériques, des *lymphangites*, des *abcès*, parfois même des *phlegmons diffus*. Enfin, le tissu osseux nécrosé, raréfié à l'extrême, devenu spongieux, perd de sa consistance et de sa solidité ; des *fractures spontanées*, surtout au membre inférieur, peuvent s'observer.

Il importe donc de supprimer le plus rapidement possible cette affection si fréquente, de rendre à la patrie ces hommes jeunes et robustes, au bon état général qui, par cette suppuration persistante, sont transformés en *non-valeurs* et encombrent les hôpi-au détriment des grands blessés. Les traitements anciens : dilatation de la fistule, curage du trajet, débridement, injections modificatrices, lavages antiseptiques, etc., sont insuffisants. Tous nos blessés ont été soumis à cette médication longue et variée sans aucun résultat.

Nous allons étudier dans le chapitre suivant le traitement de chaque espèce de fistule, et en particulier l'obturation iodoformée de la cavité osseuse, qui nous semble le traitement de choix.

CHAPITRE IV

LE TRAITEMENT DE LA FISTULE OSSEUSE
PAR LE MÉLANGE IODOFORMÉ

~~~~~~~~~~

Indications opératoires.

Indications de l'opération. — La présence des débris étrangers dans le foyer de fracture, que ce soient des séquestres qui jouent le rôle de corps étrangers, des éclats de projectile ou des débris vestimentaires, est une cause d'irritation chronique du tissu osseux, qui se traduit par des phénomènes d'ostéite avec suppuration. Dans tous les cas, le traitement chirurgical est indiqué ; il faut supprimer et la cause irritative et le tissu mortifié lui-même.

Doit-on dans tous les cas se servir de la pâte iodoformée ? Évidemment non, puisque son rôle est d'obturer et de rester à demeure, rôle qu'elle ne peut remplir que lorsqu'il s'agit d'une cavité. Aussi, allons-nous rapidement éliminer les fistules sans cavité appréciable et donner les indications qui commandent son emploi.

Le petit point d'ostéite superficielle, le séquestre périosté, la présence d'un petit corps étranger à la surface de l'os, sont justiciables d'un traitement simple. Le curage de la fistule, le grattage à la curette de la portion osseuse nécrosée seront suffisants. Si le trajet de la fistule traverse des masses musculaires, un petit drain placé pendant quelques jours dans la plaie permettra l'élimination des débris mortifiés par le suintement post opératoire. La cicatrisation sera rapide et la guérison surviendra en quinze jours.

Lorsque la cavité est petite, largement ouverte, le traitement est, à peu de chose près, le même que précédemment. Il faudra seulement débrider largelargement les tissus et provoquer une cicatrisation par seconde intention, après avoir régularisé la cavité.

Reste la grande cavité anfractueuse mal drainée, dans laquelle le pus stagne et qui ne présente aucune tendance à guérir spontanément.

Les symptômes qui guident l'intervention seront établis par la suppuration. C'est une fistule qui date de plusieurs mois, la suppuration est persistante et n'a jamais été influencée quantitativement par un traitement antiseptique, ni même par l'élimination spontanée ou chirurgicale de séquestres ou de débris étrangers. L'élimination du pus est constante ; il est moins séreux que dans les deux cas précédents, mieux lié et plus odorant surtout. Mais c'est encore la radiographie qui décidera en dernier lieu de l'intervention. Elle permettra de constater au niveau de l'ancienne fracture consolidée un foyer de nécrose très net qui apparaît en clair sur la partie plus sombre de l'os sain. Parfois aussi, elle permettra de |déceler au milieu de cette zone claire un petit séquestre libre, un petit projectile.

L'exploration au stylet, qui ne sera faite qu'au moment où le blessé sera sur la table d'opérations, prêt à être anesthésié et opéré, complètera les renseignements donnés par la radiographie ; elle permettra de délimiter les parois de la cavité, la valeur du tissu osseux et fera reconnaître un séquestre inclus au bruit qu'il rend à la percussion métallique.

Souvent la radiographie est incomplète et l'exploration au stylet nulle, il semble qu'on n'ait affaire qu'à un léger point d'ostéite, tel le malade plombé dernièrement par M. Patel. La radiographie montrait un point d'ostéite réduit au milieu d'un tissu hyperostosé ; le trajet fistuleux qui était placé à la face antérieure de la jambe conduisait sur une surface osseuse saine (crête tibiale). L'incision large des tissus permit seule de constater une cavité osseuse du volume d'une noix qui s'ouvrait par un petit pertuis à la face externe du tibia en regard du péroné, et justiciable du plombage. Ainsi parfois, l'indication de l'obturation au mélange iodoformé ne sera posée que l'intervention pratiquée et la lésion osseuse curettée.

Enfin tous les os ne peuvent être plombés : il faut, pour ce faire, une épaisseur osseuse assez grande pour permettre de conserver une coque saine, suffisante. Les os plats, omoplate, os iliaque ne peuvent bénéficier de la méthode, quelques réserves étant faites pour l'os iliaque. L'indication opératoire est nette pour les os longs, en particulier pour le tibia, le fémur, l'humérus, puis en second lieu : radius, cubitus et péroné ; enfin les os courts, comme l'astragale et le calcanéum, se trouvent bien de l'obturation à la pâte iodoformée.

La technique opératoire est simple, nous allons rapidement la décrire.

TECHNIQUE OPÉRATOIRE.

La technique qui sera employée est celle mise au point pour le traitement des ostéites tuberculeuses.

La conception actuelle de la méthode de von Mosetig, qui ne considère plus le mélange iodoformé comme un plombage mais comme un « pansement interne » qui disparaît, laissant la place aux formations nouvelles, a fait oublier un peu l'importance de la technique que von Mosetig s'est employé à perfectionner avec soin et dans ses moindres détails. Il est cependant nécessaire de s'y conformer le mieux possible pour obtenir un résultant satisfaisant. Trop de plombages, effectués un peu hâtivement sans soins spéciaux, donnent de médiocres ou même de mauvais résultats, dus uniquement à une mauvaise technique qui a laissé la voie ouverte à l'infection, cause d'élimination rapide du plombage.

Les principaux temps nécessaires pour conduire à bien une opération sont :

1º Asepsie minutieuse de la cavité.

2º Hémostase soignée.

3º Séchage de la cavité.

Asepsie de la cavité. — C'est un des temps les plus importants du plombage et que le chirurgien devra exécuter soigneusement, en particulier dans le cas qui nous occupe. Nous avons affaire à un os malade, qui suppure depuis de longs mois, l'infection est assez profonde ; il faut la supprimer.

L'os sera abordé par la voie sous-périostée, la technique sera particulière à chaque région.

L'incision des parties molles sera faite suivant le trajet, on sera guidé par la sonde cannelée introduite dans la fistule, toutes réserves anatomiques faites, bien entendu. Les parties molles seront excisées ou curettées très soigneusement. L'os nécrosé sera enlevé en totalité; il ne faut pas avoir peur d'aller trop loin.

Le curettage ne cessera que lorsqu'on sera sûr d'être en tissu sain. Von Mosetig employait à cet effet une scie circulaire à dents fines et des fraises olivaires actionnées à l'électricité. Les fongosités et et les parties nécrosées enlevées à la curette, les plaques épaissies d'ostéite condensante seront attaquées à la fraise, les ponts osseux seront effondrés à la gouge et au maillet, on dépassera le tissu sain.

La cavité sera aussi régulière de forme que possible. Les fractures pathologiques ne sont guère à craindre; la cavité une fois plombée, la consistance du mélange durci est suffisante pour empêcher cette complication. Les petites esquilles et les copeaux osseux produits par la fraise seront enlevés par un lavage de la cavité à l'eau oxygénée.

Hémostase. — La cavité, soigneusement préparée,
est très vite remplie de sang qui suinte par les canaux de Havers. La présence de ce sang empêche le
mélange de s'infiltrer dans les anfractuosités et d'é-
pouser parfaitement les contours de la cavité, il
faut donc remédier à cet inconvénient par une hémostase sérieuse. De plus, le suintement séro-san-
guin, qui se produit après l'intervention, peut provoquer, d'après Vignard, une élimination partielle
du mélange, ou la rétention avec poussées thermi-
ques et infiltration des tissus. Divers procédés peuvent être employés.

Le procédé de M. Nové-Josserand, décrit dans la
thèse de Rendu, consiste en une application de la
bande d'Esmarch qui est laissée en place jusqu'à la
fin de l'opération.

Jaboulay réalisait la ligature de tous les vaisseaux
des tissus voisins et remplissait la cavité d'eau oxygénée, jusqu'à ce que le liquide devint clair.

On pourra aussi obtenir une hémostase relative,
en maintenant quelques minutes le membre élevé,
pour anémier la région opératoire.

Très souvent, dans les cas favorables, on se con-
tentera d'un tamponnement avec des tampons de
gaze stérilisée ou imbibés d'eau oxygénée ou d'é-
ther.

Enfin, on peut employer la chaleur rayonnante du
thermo-cautère ou, d'une façon exceptionnelle, une
solution d'adrénaline.

Assèchement de la cavité. — L'assèchement de la

cavité sera fait, dans le cas de petites cavités, par des tampons de gaze stérilisée.

Dans le cas de grandes cavités, von Mosetig employait le courant d'air chaud, au moyen d'un appareil électrique dans lequel l'air, amené par une soufflerie sur une spirale de platine incandescente, est projeté, à une température élevée, sur les parois de la cavité. Il a un inconvénient, les parois sont chaudes et le mélange met longtemps à se solidifier.

Le courant d'air froid obtenu au moyen de deux flacons Woolf, dont l'un contient une solution de formaline qui stérilise l'air et l'autre du chlorure de calcium qui le dessèche, peut également être employé. Le mieux est de recourir à la trompe à eau de M. Vignard, qui a perfectionné cette technique et a réalisé le temps de l'hémostase et celui de l'assèchement en une seule fois, par l'emploi de la trompe à eau, aspirante et foulante. Il en décrit l'emploi de la façon suivante : « Une grosse canule est montée sur le tuyau d'aspiration et portée dans la cavité ; elle réalise parfaitement l'hémostase difficile de ces petites hémorragies, de ces suintements osseux si rebelles et qui doivent être cependant taris complètement. En même temps, on a adapté au tuyau par lequel se fait le refoulement d'air, un thermo-cautère surmonté d'un capuchon métallique doublé d'amiante et percé à son extrémité en pomme d'arrosoir. Tandis que l'opérateur aspire le sang et les liquides, un aide projette l'air chaud dans la cavité. »

Von Mosetig insiste beaucoup sur ce temps opératoire, qui, selon lui, doit être continué de trente à
quarante-cinq minutes pour avoir une cavité parfaitement asséchée, qui, seule, permettra au mélange
de l'obturer complètement.

Oblitération. — Le plombage peut être « primitif » ou « secondaire ».

Dans le premiers cas, l'oblitération par le mélange est faite aussitôt après la préparation de la
cavité. C'est la méthode qui a été employée le plus
souvent chez nos malades.

Le plombage secondaire, préconisé par MM. Bérard et Vignard au XXII⁰ congrès de chirurgie pour
les ostéites et ostéo-artrithes tuberculeuses, se fait
deux ou quatre jours après l'intervention. Dans ce
cas, la cavité, étant préparée comme on l'a indiqué,
est bourrée de tampons de gaze aseptique. Les fils
sont noués très lâchement, on fait un pansement à
plat ; ordinairement, quarante-huit heures après, les
fils sont desserrés ; les tampons, imbibés d'eau oxygénée, sont retirés très doucement. Le mélange est
alors introduit. Ce plombage en deux temps présente certains inconvénients ; il exige souvent une
deuxième anesthésie. De plus on observe fréquemment, en enlevant les mèches du tamponnement primitif, un suintement assez abondant difficile à arrê-
ter et tout aussi gênant que l'hémorragie que le
tamponnement est destiné à supprimer. Cette nouvelle manipulation expose d'autre part à une infection de la plaie opératoire.

M. Nové-Josserand (Thèse Rendu), après avoir fait des plombages secondaires, a abandonné cette méthode pour revenir au plombage primitif sous la bande d'Esmarch.

M. Patel, dans le traitement des ostéites traumatiques par la méthode Von Mosetig, pratique le plombage en un seul temps ; il ne préconise le plombage secondaire que dans le cas de grandes cavités très infectées. Un seul de nos malades a été plombé en deux temps, le plombage a été éliminé rapidement. Qu'on fasse le plombage en un temps ou en deux temps, la technique du remplissage est la même, le mélange est coulé de la même façon. Le récipient contenant le mélange est chauffé au bain-marie, au voisinage de 6o°, jusqu'à consistance semifluide du mélange. On aura soin de stériliser le goulot à la flamme, si le récipient est un simple flacon. Des écarteurs maintenus par un aide mettent la cavité osseuse à jour. Le mélange est versé très lentement pour n'emprisonner aucune bulle d'air, et jusqu'à un remplissage parfait de la cavité. Pour combler toutes les anfractuosités, le membre sera placé dans telle position qui permette cette condition d'être remplie; on pourra au besoin presser le mélange, avec des tampons de gaze; au bout d'une à deux minutes le mélange devient consistant. Si quelques gouttes de sang viennent sourdre à la surface du mélange, elles seront épongées par un tampon de gaze qui aspire seul le sang. Les parties molles sont alors suturées. Il n'est pas nécessaire de placer une mèche ou un tampon si le suintement post-opéra-

toire est trop considérable, l'ablation d'un ou de deux
fils suffira à l'évacuation du liquide.

Soins ultérieurs. — Il est de mise que quarante-
huit à soixante-douze heures après l'intervention, le
blessé fasse de la température au voisinage de 39° et
pouvant même dépasser ce chiffre; il n'y a lieu de
s'inquiéter et de vérifier le pansement que si cette
température est continue. Habituellement la fièvre
tombe vite et le malade est apyrétique vers le cinquième ou le sixième jour.

Le premier pansement sera fait huit ou dix jours
après l'intervention et sera refait plus ou moins souvent, suivant la plus ou moins grande abondance de
pus. Les fils seront enlevés au huitième jour. Le plus
ordinairement une fistule passagère s'ouvre au dehors et donne issue à quelques grumeaux d'iodoforme mélangé à quelques gouttes de liquide cireux.

La guérison par première intention est assez rare ;
les tissus voisins de la cavité osseuse sont infectés
de longue date et, le plus fréquemment, certains
points de la plaie opératoire suppurent. Mais cette
suppuration est toute locale, toute superficielle, l'os
plombé n'y prend aucune part, et par le nettoyage
soigneux des abords de l'incision, par des pansements aseptiques répétés, ce suintement se tarit
peu à peu et disparaît très vite. Il peut persister cinq
à six semaines pour les grandes cavités.

D'une façon générale, la guérison est obtenue par
ce procédé en quatre ou six semaines, ainsi que le
prouvent nos observations.

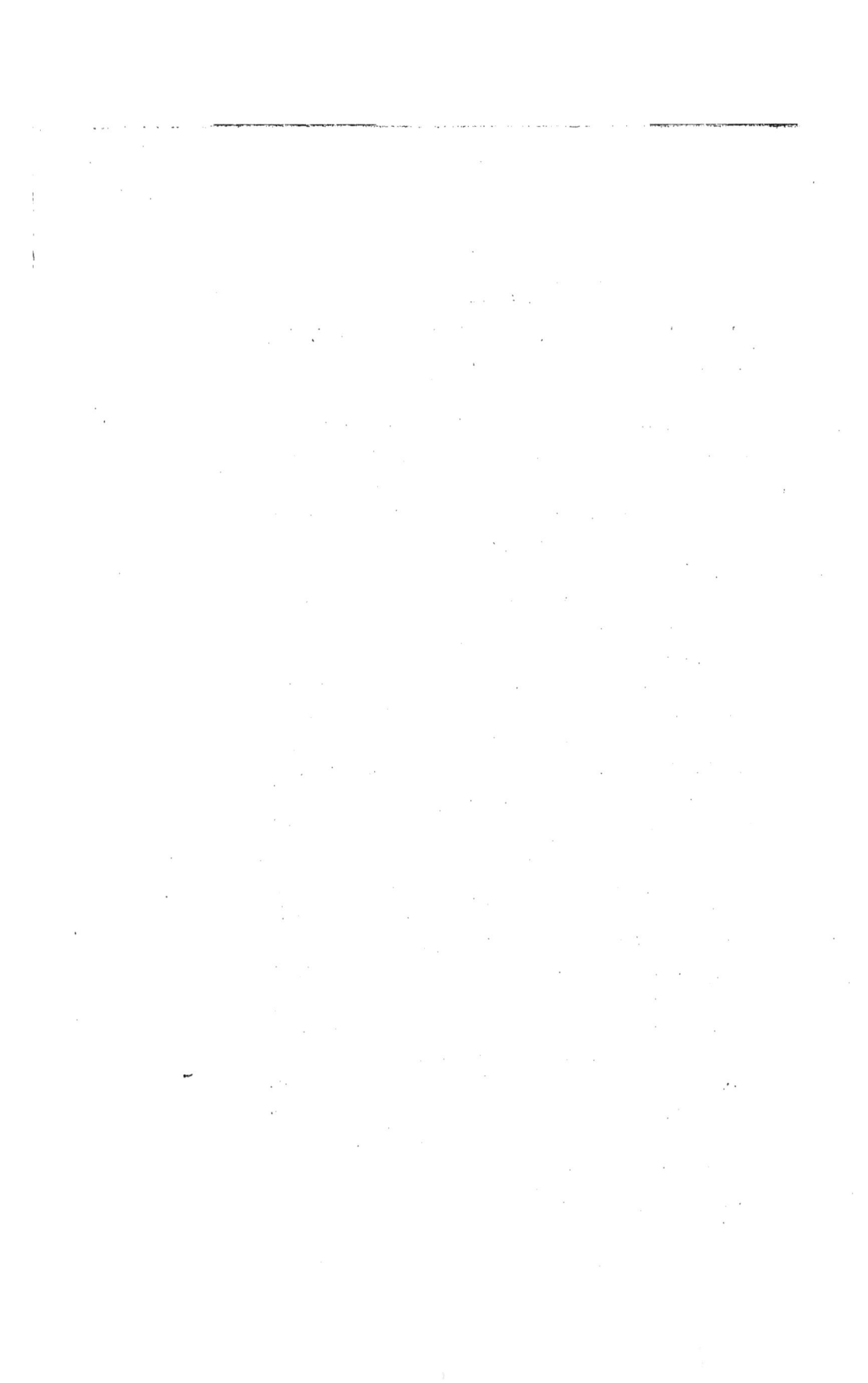

OBSERVATIONS

~~~~~~~~~~

OBSERVATION I

(Personnelle)

Fracture de l'aile iliaque gauche. — Fistule osseuse secondaire. — Suppuration abondante pendant cinq mois et demi. — Plombage au mélange iodoformé. — Guérison en huit semaines.

M..., Georges, 39 ans, caporal d'infanterie territoriale.

Blessé le 12 avril 1915 par un éclat d'obus à la région sacro-lombaire gauche. Hémorragie abondante. Transporté au poste de secours, y reçoit les premiers soins environ une demi-heure après la blessure : lavage de la plaie par un antiseptique, pulvérisation d'iode.

Du 13 avril au 15 mai, hospitalisé à l'hôpital de X.... pour : large plaie de la fesse gauche, fracture partielle de l'aile iliaque (l'intestin n'a pas été touché). Suppuration abondante avec odeur fétide. Grands lavages antiseptiques à la liqueur de Labarraque.

Le 15 mai, première intervention sous anesthésie ; extraction d'un éclat d'obus du poids de 21 grammes.

Évacué le 24 mai sur Lons-le-Saunier avec une fistule persistante. Lavages antiseptiques ; chlorure de zync ; pâte bismuthée de Beck ; nitrate d'argent. Suppuration un peu moins abondante.

Évacué sur Besançon dans le service du docteur Patel le 24 septembre. Fistule osseuse persistante.

Radiographie : Fracture esquilleuse de la crête iliaque

gauche, avec zone d'ostéite raréfiante des dimensions d'une mandarine.

Intervention le 27 septembre. Curettage de la cavité à la curette ; excision du trajet fistuleux ; hémostase et asséchement, plombage. Suture cutanée au crin de Florence.

Le lendemain température de 39°, le malade devient apyrétique le cinquième jour. Pansement au sixième jour, suintement assez abondant : il se forme dans la suite une petite fistule par laquelle s'éliminent, avec un liquide séreux, quelques grains du mélange.

Le 25 novembre, la fistule s'est tarie. Le malade sort guéri quelques jours après.

Revu le 26 janvier, le blessé se porte bien.

OBSERVATION II

(Personnelle)

Fracture esquilleuse du calcanéum droit. — Fistule osseuse. — Suppuration pendant onze mois. — Plombage iodoformé. — Guérison en cinq semaines.

G...., Charles, 38 ans, soldat d'infanterie territoriale.

Blessé le 30 octobre 1914 par un éclat d'obus au pied droit. Fait prisonnier n'est pansé que le lendemain.

Soigné dans plusieurs hôpitaux, par des moyens divers que le blessé ne peut préciser.

Rentré en France avec un convoi de grands blessés au mois d'août 1915. Arrivé à Besançon dans le service du docteur Patel le 25 septembre. Il présente une fistule osseuse à la face interne du pied droit avec suppuration abondante.

La radiographie montre dans le calcanéum une zone osseuse raréfiée, des dimensions d'une noix.

Intervention le 27 septembre. Excision des parties molles indurées et de l'orifice fistuleux. Ablation d'esquilles et de séquestres. Cavité largement curettée. Obturation au Mosetig.

Pas de réaction fébrile. Pansement au dixième jour. Évacuation d'un peu de plombage.

Sort guéri le 3 novembre. Le malade marchait sans douleur depuis plusieurs jours.

OBSERVATION III

(Personnelle)

Fracture du cubitus gauche. — Fistule osseuse. — Suppuration pendant six mois et demi. — Plombage. — Guérison en cinq semaines.

B...., Joseph, 25 ans, chasseur alpin.

Blessé le 13 mars 1915 par un éclat d'obus qui lui fractura l'avant-bras gauche. Premier pansement au poste de secours peu de temps après avoir été touché.

Évacué sur l'ambulance X...., où on lui plaça le membre dans une gouttière.

Évacué sur l'hôpital de Z.... avec le diagnostic de fracture ouverte du cubitus gauche. Placé le 17 mars dans un appareil plâtré, fenêtré pour le pansement de la plaie, qui suppure abondamment.

Le plâtre est enlevé le 6 mai, la consolidation est parfaite, mais il subsiste une fistule par laquelle des esquilles osseuses ont été éliminées. Soigné dans d'autres formations sanitaires par des lavages antiseptiques, sans grande amélioration.

Le 24 septembre, il entre dans le service du docteur Patel. La radiographie montre un cal volumineux avec un foyer de raréfaction osseuse du volume d'une petite noix.

Le 28 septembre, esquillotomie, nettoyage de la cavité, on plombe au mélange iodoformé, après avoir excisé les parties molles infiltrées, ablation des fils au huitième jour.

Suintement séro-purulent pendant quinze jours.

Le blessé quitte l'hôpital le 3 novembre complètement guéri.

OBSERVATION IV

(Personnelle)

Fracture du tiers supérieur de l'humérus D. — Fistule osseuse. — Suppuration pendant neuf mois. — Plombage. — Guérison en quatre semaines.

G...., Édouard, soldat d'un régiment d'infanterie, 27 ans. Blessé le 25 décembre 1914 par une balle qui lui occasionna une fracture de l'humérus droit.

Pansé deux heures après la blessure au poste de secours. Teinture d'iode sur la plaie.

Évacué le 26 décembre sur l'hôpital de X.... où on le mit dans une gouttière en zinc. Suppuration abondante s'écoulant au dehors par l'orifice de sortie de la balle.

Évacué sur Pontarlier le 13 janvier 1915, où on lui place une gouttière plâtrée. La gouttière est enlevée le 15 février. La consolidation de l'os fracturé est obtenue, mais la suppuration qui a diminué d'intensité persiste.

Après avoir séjourné dans un autre hôpital, est évacué le 24 septembre dans le service du docteur Patel.

Intervention le 28. Le stylet introduit dans la fistule conduit sur une cavité osseuse qui est largement curettée. La cavité, du volume d'une noix, est comblée au mélange. Suture de la peau. Petite réaction fébrile les deux jours suivants, un peu d'élimination du plombage. La cicatrisation est rapide et le malade quitte l'hôpital, guéri, le 1er novembre.

OBSERVATION V

(Personnelle)

Fracture de l'extrémité inférieure du tibia droit. — Fistule osseuse secondaire. — Suppuration pendant neuf mois. — Plombage. — Guérison en cinq semaines.

V...., Anatole, 28 ans, soldat d'un régiment d'infanterie.

Blessé le 8 janvier 1915 par un shrapnel qui lui fit une fracture fissuraire de l'extrémité inférieure de son tibia droit. Hémorragie légère. Reste deux heures sur le terrain, pansé avec le paquet individuel trois heures après la blessure.

Évacué le 9 sur l'hôpital de X.... Lavages à l'eau oxygénée et pansements antiseptiques. La radiographie montre un shrapnel enclavé dans le foyer de fracture.

Le 12 janvier extraction du shrapnel.

Évacué le 10 février sur Besançon avec une suppuration abondante qui est traitée par des lavages antiseptiques à l'eau oxygénée.

La fistule se tarit peu à peu, la plaie se cicatrise. On l'évacue, guéri en apparence, sur un dépôt de convalescents.

Le 10 février, un abcès se forme au talon, il est ouvert et drainé. Le blessé ne peut dire si un petit séquestre a été éliminé et trouvé dans le pus. Après cet accident la fistule se reforme.

Le 24 septembre, V.... entre dans le service du docteur Patel. La radiographie montre une fracture esquilleuse du tiers inférieur du tibia droit avec une zone d'ostéite au niveau de la malléole interne.

Le 28 septembre, intervention. On retire de la cavité de petits séquestres et des débris de vêtements. La cavité est soigneusement préparée et obturée. Petite réaction fébrile le lendemain au voisinage de 39°, apyrétique quatre jours après le plombage. Guérison rapide.

Sort guéri le 3 novembre.

OBSERVATION VI

(Personnelle)

Fracture de l'extrémité supérieure de l'humérus gauche. — Fistule osseuse. — Grosse cavité. — Suppuration pendant cinq mois et demi. — Plombage. — Fistulisation. — Guérison retardée en douze semaines.

G...., Joseph, 41 ans, soldat d'infanterie territoriale.

Blessé le 17 avril 1915 par un éclat d'obus à l'épaule qui

lui occasionne une fracture comminutive de l'humérus gauche au voisinage de l'articulation scapulo-humérale. Grosse hémorragie. Le blessé fut pansé sur-le-champ.

Évacué sur l'hôpital de X.... le même jour, fut traité par des lavages antiseptiques à la liqueur de Labarraque.

Le 10 mai entre à Pontarlier. Un abcès se forme au voisinage de la plaie et une suppuration abondante s'établit.

Le 15 mai, ouverture très large et drainage. Lavages à l'eau oxygénée, à la liqueur de Labarraque. Les phénomènes inflammatoires ayant cessé, le drain est retiré. La suppuration persiste et s'écoule au dehors par le trajet occupé par le drain. Appareil de contention.

Entré dans le service du docteur Patel le 25 septembre, la consolidation est faite, mais la fistule persiste. La radiographie montre une large zone de nécrose de l'humérus au voisinage de l'articulation.

Le 29 septembre, l'intervention est pratiquée, de grosses esquilles sont enlevées, la cavité préparée est du volume d'une mandarine. Hémorragie abondante, hémostase difficile. Le mélange est coulé.

Les fils sont enlevés au douzième jour, on note de la réaction inflammatoire des tissus, un peu de mélange a été éliminé avec du pus.

Une fistulette se forme et donne issue à du pus, mélangé à quelques grumeaux de plombage ; abondant au début, se tarit peu à peu.

Pansements secs aseptiques.

Le 25 décembre, la suppuration est tarie, la cicatrisation par seconde intention est faite.

Le blessé sort guéri le 10 janvier 1916.

OBSERVATION VII

(Due à l'obligeance du docteur DECHERF)

Fracture parcellaire de l'extrémité supérieure de l'humérus droit. — Fistule osseuse secondaire. — Suppuration datant de cinq mois et demi. — Cicatrisation per primam. — Fistulette secondaire. — Guérison.

V...., Alphonse, 41 ans, artilleur.

Blessé le 19 avril 1915 par un éclat d'obus qui lui traversa la tête humérale. Orifice d'entrée à la région deltoïdienne. Orifice de sortie dans l'aisselle.

Pansé peu de temps après l'accident au poste de secours.

Évacué le même jour à X.... y fut opéré à son arrivée (le malade ne peut donner de précision, il s'agit probablement d'une esquillotomie). Suppuration abondante traitée par des lavages antiseptiques. Un traitement identique est continué à Pontarlier où il est évacué.

Le 25 septembre entre dans le service du docteur Patel. La radiographie montre une zone étendue de nécrose, occupant en partie la tête radicale avec une zone plus dense à l'intérieur (séquestre).

Le 29 septembre débridement, extraction d'esquilles et tramponnement à la gaze. Le plombage n'est effectué que trois jours après, donc en deux temps. Cicatrisation rapide de la plaie opératoire, par première intention.

Évacué le 8 décembre sur un hôpital secondaire, comme guéri. Mais l'orifice de sortie du projectile, dans l'aisselle, s'est rouvert et suinte.

Revu le 26 janvier, la plaie de l'aisselle est presque cicatrisée.

OBSERVATION VIII

(Due à l'obligeance du docteur Decherf)

Fracture de l'extrémité inférieure du radius droit. — Phlegmon consé-
cutif. — Fistule osseuse secondaire. — Suppuration pendant six mois.
— Plombage au Mosetig. — Guérison en cinq semaines.

M. .., Gustave, 24 ans, soldat d'infanterie.

Blessé le 17 février 1915 par un éclat d'obus, à la partie
moyenne de l'avant-bras droit, ayant déterminé une fracture
esquilleuse du radius droit. Pansé de suite au poste de secours
au moyen du paquet individuel, est évacué à l'hôpital de
X ...

Il est placé dans un appareil pour fractures, puis opéré une
première fois : débridement et drainage ; la suppuration
était abondante ; quelques semaines plus tard, le blessé fait
un phlegmon de l'avant-bras qui est incisé et drainé. Les
phénomènes s'amendent, la consolidation est faite, seule une
fistule persiste.

Envoyé en convalescence de trois mois, il rentre à son
corps, sa fistule donnant toujours.

Hospitalisé le 21 septembre dans le service du docteur
Patel. La radiographie montre un radius hyperostoré dans
tout son tiers inférieur, avec une zone d'ostéite des dimensions d'une noix.

Le 29 septembre, l'opération est pratiquée, des esquilles
sont enlevées, et la cavité, soigneusement préparée est remplie de Mosetig. Les suites de l'opération sont normales, et
le 15 novembre, le blessé est évacué sur un hôpital secondaire avec seulement une fistulette en voie de cicatrisation.

Revu le 8 décembre. Cicatrisation complète, le malade est
guéri.

OBSERVATION IX

(Due à l'obligeance du docteur DECHERF)

Fracture de l'humérus gauche. — Fistule osseuse. — Suppuration datant de six mois et demi. — Plombage. — Guérison partielle en quatre semaines. — Petite fistulette — Guérison définitive.

G...., Émile, 22 ans, chasseur alpin.

Blessé le 15 mars 1915 par une balle de plein fouet qui lui fractura l'humérus gauche.

Pansé quelques heures après au poste de secours, on l'évacue le lendemain sur Gray. Son membre blessé est placé dans un appareil plâtré pendant 50 jours. Suppuration assez abondante. Entre temps, on pratique par deux fois une intervention sous anesthésie, on retire des esquilles et des débris de balle.

Évacué sur Pontarlier le 7 mai. Des esquilles sont enlevées à deux reprises différentes. Traité par des lavages antiseptiques divers. Drainage transosseux.

Le 25 septembre, entré dans le service du docteur Patel.

Radiographie : zone de nécrose au niveau du cal de la fracture, à la partie moyenne de l'humérus.

Intervention le 30 septembre.

Excision du trajet fistuleux, préparation de la cavité et obturation au mélange iodoformé. Réaction fébrile légère ; inflammation des bords de la plaie cutanée qui suinte assez abondamment.

La suppuration se tarit et le malade quitte l'hôpital, porteur seulement d'une fistulette, le 15 novembre.

Revu le 8 décembre, fistulette en voie de cicatrisation.

Le 25 janvier 1916, la fistule est complètement cicatrisée.

OBSERVATION X

(Personnelle)

Fracture de l'humérus droit. — Consolidation. — Fistule persistante avec suppuration pendant deux mois. — Plombage. — Guérison en sept semaines.

D...., Henri, 27 ans, chasseur alpin.

Blessé le 20 juillet 1915 par un shrapnel qui lui fractura l'humérus droit à la partie moyenne.

Premiers soins au poste de secours, aussitôt après la blessure. On maintient les membres par deux attelles en bois.

Évacué sur l'ambulance Z...., le pansement est refait minutieusement et le membre placé dans une gouttière en zinc.

Évacué sur Pontarlier le 23 juillet, est placé dans un appareil en plâtre, fenêtré. Suppuration très intense, les pansements doivent être refaits chaque jour. Lavages antiseptiques, pansements au bleu de méthylène. sérum anti-plaies.

La fracture se consolide, mais le blessé fait une chute et le bras est à nouveau brisé. Port d'un deuxième appareil plâtré. Arrive le 25 septembre dans le service du docteur Patel. Fistule persistante à la partie antérieure du bras droit.

Radiographie : Fracture de l'humérus D. au tiers moyen, large zone de raréfaction s'étendant sur une longueur de cinq à six centimètres.

Le 30 septembre, intervention, ablation d'esquilles, curettage et plombage d'une grande cavité. Le suintement étant très abondant dans les premiers jours, on place un drain retiré huit jours après. Élimination partielle du plombage.

La cicatrisation se fait bien, mais il persiste une petite fistule avec un léger suintement.

Le 20 novembre, la cicatrisation est complète,

Revu le 5 décembre. Guérison.

OBSERVATION XI

(Personnelle)

Fracture du péroné droit. — Fistule osseuse secondaire. — Suppuration datant de neuf mois. — Plombage. — Guérison en six semaines.

M...., Joseph, 22 ans, soldat d'infanterie.

Blessé, le 12 janvier 1915, par un éclat d'obus qui lui fracture le péroné droit.

Pansé peu d'instants après la blessure.

Évacué sur l'hôpital de X...., puis à Z...., où l'éclat est retiré.

Phénomènes inflammatoires marqués, qui nécessitent un débridement, suivi d'un drainage.

Passe dans différentes formations sanitaires où il est soigné pour une fistule osseuse persistante du péroné, par des lavages antiseptiques, injections d'éther iodoformé, huile goménolée, etc.

Entre le 30 septembre dans le service du docteur Patel.

L'intervention, pratiquée le 4 octobre, met à jour une longue gouttière purulente de l'os, avec de nombreux séquestres qui sont enlevés. La cavité est préparée avec soin et soigneusement désinfectée, puis comblée au Mosetig.

Suites opératoires excellentes : léger mouvement fébrile les quatre jours qui suivent l'intervention. Léger suintement de la plaie opératoire. La cicatrisation est complète au bout de six semaines et le malade quitte le service le 15 novembre, complètement guéri.

OBSERVATION XII

(Due à l'obligeance du docteur Decherf)

Fracture parcellaire du calcanéum droit. — Fistulisation. -- Suppuration durant trois mois. — Plombage. — Guérison en six semaines.

P...., Jean, 34 ans, chasseur alpin.

Blessé, le 7 juillet 1915, par un éclat d'obus, qui s'implante dans le calcanéum droit.

Pansé immédiatement après la blessure, est évacué à l'hôpital de X...., où on essaye, sans succès, de lui extraire l'éclat d'obus.

La suppuration apparaît très vite et le pus s'écoule au dehors par une fistule qui siège à la face externe du pied.

Évacué sur Besançon, on lui fait des injections modificatrices diverses sans succès.

Hospitalisé le 1er octobre dans le service du docteur Patel.

Le 4 octobre, la cavité osseuse est mise à nu par la face externe, un nettoyage profond permet l'extraction d'un petit éclat d'obus et de débris de vêtements. Obturation après désinfection et hémostase, au mélange iodoformé.

Suintement léger dans les premiers jours qui suivent l'intervention.

Le 17 octobre : plaie très petite des dimensions d'une pièce de cinquante centimes en voie de cicatrisation.

Le malade quitte l'hôpital, guéri depuis plusieurs jours, le 15 novembre.

OBSERVATION XIII

(Personnelle)

Fracture avec perte de substance osseuse du radius gauche. — Suppuration très abondante pendant deux mois. — Plombage. — Guérison en neuf semaines après fistulisation.

C...., Jean, 29 ans, chasseur alpin.

Blessé, le 18 août 1915, par un éclat d'obus, à l'avant-bras gauche qui lui fractura le radius.

Premier pansement pratiqué seulement le lendemain. Évacué sur l'hôpital Z...., est placé dans une gouttière en zinc.

Évacué sur un hôpital secondaire de Besançon, est muni d'un appareil plâtré, après avoir subi une première intervention (esquillotomie).

Le 30 septembre, est hospitalisé dans le service du docteur Patel.

Il présente un raccourcissement notable du radius, lui occasionnant une impossibilité absolue des mouvements d'extension de la main sur l'avant-bras. Fistule osseuse secondaire, avec suppuration abondante.

La radiographie montre une zone d'ostéite raréfiante occupant presque toute l'extrémité inférieure du radius, avec une légère portion d'os sain.

Intervention le 4 octobre. Ablation de plusieurs séquestres. Curettage soigneux d'une cavité du volume d'une grosse noix.

Remplissage au mélange iodoformé.

Le malade accuse un léger élèvement thermique, les cinq jours qui suivent.

Petite réaction inflammatoire au niveau de la plaie cutanée ; élimination d'un peu de plombage avec le pus. Dans la suite, une nouvelle fistule se forme, avec suintement peu abondant de sérosité.

Au début de décembre, la guérison de la fistule est complète.

Revu le 11 janvier 1916. Guérison parfaite.

OBSERVATION XIV

(Personnelle)

Fracture de l'extrémité supérieure du radius gauche. — Suppuration persistante datant de treize mois. — Obturation de la cavité osseuse au Mosetig. — Guérison en sept semaines.

B...., Paul, 23 ans, soldat d'infanterie.

Blessé, le 29 août 1914, par une balle qui lui fractura l'extrémité supérieure du radius gauche.

Pansé cinq heures après, à l'ambulance de Y...., est évacué sur un hôpital de l'arrière.

Séjour dans plusieurs hôpitaux du territoire.

Deux interventions pour ablation d'esquilles.

Fistule, ayant abondamment suppuré au début, donne issue, à son entrée dans le service du docteur Patel, le 4 octobre 1915, à un peu de liquide séro-purulent.

Radiographie : ankylose radio-cubitale.

Zone de nécrose du volume d'une petite noix au voisinage de la tête radiale.

Le 7 octobre, la fistule est excisée et la cavité soigneusement curettée, puis obturée au mélange iodoformé.

Suites opératoires excellentes, pas de température, léger suintement.

La guérison est complète le 20 novembre.

Le malade quitte le service le 28 novembre 1915.

Revu le 15 janvier 1916. Cicatrisation parfaite.

OBSERVATION XV

(Due à l'obligeance du docteur DECHERF)

Fracture esquilleuse du calcanéum gauche. — Fistule secondaire. — Suppuration pendant quatre mois. — Plombage. — Guérison en quatre semaines. — Fistulette guérie.

L...., Pierre, 24 ans, chasseur à pied.

Blessé, le 14 juin 1915, par un éclat de grenade qui lui occasionna une fracture esquilleuse du calcanéum.

Se panse lui-même avec le paquet individuel. Pansement refait le lendemain au poste de secours.

Évacué le 16 juin sur Belley. Suppuration abondante, traitée par des lavages antiseptiques.

Le 9 août, débridement et ablation d'esquilles. Suppuration persistante.

Hospitalisé dans le service du docteur Patel le 4 octobre 1915.

La radiographie montre une zone d'ostéite de la tête du calcanéum du volume d'une petite noix, avec un projectile inclus.

Le 13 octobre, anesthésie, mise à nu du foyer de fracture, esquillotomie et ablation de l'éclat d'obus. Curettage de la cavité et plombage.

Suites opératoires excellentes. Évacué le 15 novembre sur un hôpital secondaire, avec seulement une fistulette en voie de cicatrisation.

Revu le 8 décembre : cicatrisation complète, les mouvements du pied sont normaux.

OBSERVATION XVI

(Due à l'obligeance du docteur DECHERF)

Fracture de l'humérus gauche. — Consolidation avec persistance d'une suppuration. — Fistule datant de douze mois. — Plombage. — Guérison en quatre semaines.

T...., Paul, 24 ans, sergent d'infanterie.

Blessé, le 21 septembre 1914, par un éclat d'obus, au bras gauche, qui lui fractura l'humérus.

Soigné le lendemain au poste de secours, est évacué le même jour sur X...., où on lui place un appareil plâtré.

Évacué sur Besançon, le 28 septembre, où l'on procède à l'extraction de l'éclat d'obus inclus dans l'humérus gauche (poids 35 gr.). Pose d'un appareil plâtré, fenêtré. Suppuration abondante, ankylose partielle du coude gauche. Mobilisation forcée sous anesthésie en janvier 1915. Fistule persistante.

Le 13 octobre, le docteur Patel pratique le nettoyage d'une cavité du volume d'une grosse noix, à la partie moyenne de l'humérus ; plombage.

Légère réaction fébrile dans les jours qui suivent. Suintement peu abondant.

Le malade quitte l'hôpital le 15 novembre.

Revu le 8 décembre 1915 ; guérison complète ; cicatrisation absolue.

OBSERVATION XVII

(Personnelle)

Fracture du col fémoral. — Arthrite suppurée coxo-fémorale. — Ostéite secondaire avec fistulisation pendant dix mois. — Plombage. — Élimination partielle. — Guérison après fistulisation en huit semaines. — Ankylose de la hanche.

B...., Jean, 32 ans, soldat d'infanterie.

Blessé, le 17 décembre 1914, par une balle, au niveau de la hanche gauche, qui lui fracture le col fémoral.

Resté sur le terrain, est fait prisonnier.

Premiers soins quarante-huit heures après la blessûre, dans un poste de secours allemand.

Le 21 décembre, extraction de la balle à Trèves.

Suppuration extrêmement abondante, le blessé est placé dans une gouttière.

Phénomènes inflammatoires intenses avec forte suppuration, nécessitant un drainage, fin janvier 1915.

Évacué sur Singen : lavages antiseptiques.

Rapatrié fin juillet avec un convoi de grands blessés.

Le 19 octobre, entre dans le service du docteur Patel.

Radiographie : ankylose coxo-fémorale, fracture du col, consolidée. Zone d'ostéite occupant presque la totalité du col.

Le 21 octobre, intervention. L'exploration d'un trajet fistuleux profond et infectieux aboutit à une surface osseuse dénudée. La cavité est largement mise à nu et curettée, pus très abondant. Hémostase difficile. Tamponnement à la gaze.

Le 23 octobre, les tampons sont retirés et la cavité obturée au mélange iodoformé. Élévation de température dans les jours qui suivent et élimination d'une grande partie du plombage. Fistulisation.

Le 7 décembre, le blessé va bien, il présente une fistule de la cavité obturée, en voie de cicatrisation.

Le malade quitte le service le 15 janvier, guéri. Il ne reste

qu'une ankylose de la hanche, un raccourcissement de la
jambe de six centimètres.

OBSERVATION XVIII

(Due à l'obligeance du docteur Decherf)

*Fracture du tibia droit. — Fistule osseuse secondaire avec persistance de
la suppuration datant de treize mois et demi. — Plombage. — Guérison en quatre semaines.*

M...., Alfred, 31 ans, soldat d'infanterie.

Blessé, le 12 septembre 1914, en chargeant à la baïonnette,
par un éclat d'obus qui lui fracture le tibia droit.

Pansé quelques heures après, au poste de secours.

Évacué le 17 septembre sur X...,

Le 18 septembre, sous anesthésie, ablation d'esquilles.
Suppuration, gouttière.

Évacué le 17 février 1915, à Saint-Pernes, où il subit deux
curettages de l'os.

Arrivé, le 19 octobre 1915, dans le service du docteur Patel, avec sa fracture consolidée, mais porteur d'une fistule
persistante.

Intervention le 22 octobre. Ablation nouvelle d'esquilles,
curettage d'une cavité du volume d'une noix, plombage au
Mosetig.

Suites opératoires excellentes.

Quitte l'hôpital le 9 décembre, avec un léger suintement
des parties molles.

Revu le 15 décembre, cicatrisation parfaite.

OBSERVATION XIX

(Personnelle)

*Fracture compliquée du tibia gauche. — Fistule osseuse. — Persistance
de la suppuration : quatre mois et demi. — Plombage. — Guérison
en cinq semaines.*

G...., André, 35 ans, chasseur alpin.

Blessé, le 14 juin 1915, par un éclat d'obus, à la jambe gauche, qui lui occasionne une fracture compliquée du tibia.

Pansé au poste de secours trois heures après, désinfection à la teinture d'iode.

Évacué sur Dole, le 19 juin, est placé dans une gouttière plâtrée du 23 juin au 17 juillet. Persistance d'une légère suppuration. Pansements humides et lavages antiseptiques.

Hospitalisé dans le service du docteur Patel, à Besançon, le 30 septembre, pour une fistule persistante.

La radiographie montre la présence de débris étrangers dans un foyer de nécrose.

Le 27 octobre, curettage de la zone d'ostéite, à la curette qui ramène de petits éclats d'obus Obturation au mélange iodoformé.

Légère élévation de température, 38°2 le lendemain, apyrexie au quatrième jour.

Petit suintement de toute la plaie opératoire ; la cicatrisation se fait lentement.

Le 16 décembre, put être considéré comme guéri.

Revu le 3 janvier 1916, cicatrisation parfaite.

OBSERVATION XX

(Personnelle)

Fracture du tibia gauche. — Suppuration abondante. — Fistule datant de quatre mois et demi. — Plombage. — Guérison en six semaines.

S...., Élie, 26 ans, chasseur alpin.

Blessé, le 14 juin, par une balle, à la partie supérieure de la jambe gauche : fracture du tibia.

Pansé immédiatement et évacué sur X...., puis sur Pontarlier.

Suppuration abondante, traitée par de grands lavages à l'eau oxygénée. Mise en gouttière.

Arrive dans le service du docteur Patel, le 27 octobre

1915. La fracture est consolidée, mais une fistule persistante subsiste.

Pas de radiographie.

Le 29 octobre, curettage de la cavité du volume d'une noix, extraction de la balle, séchage et plombage au Mosetig.

Pas de température, léger suintement séro-purulent, où l'on retrouve quelques grains du mélange.

Le 12 décembre, cicatrisation complète, le malade est guéri.

OBSERVATION XXI

(Personnelle)

Fracture du cubitus gauche. — Fistule secondaire. — Suppuration datant de trois mois et demi. — Plombage. — Cicatrisation per primam.— Fistulette secondaire. — Guérison définitive en huit semaines.

L....., Jean-Pierre, 23 ans, chasseur alpin.

Blessé, le 25 juillet, par un éclat d'obus qui lui fracture le cubitus gauche au tiers inférieur.

Application immédiate du pansement individuel. Évacué le lendemain sur X....

Suppuration abondante, nécessitant un drainage. Lavages à l'eau oxygénée.

Le 17 août, évacué sur Lons-le-Saunier : évacuation spontanée d'une grosse esquille.

La suppuration est moins abondante, mais la fistule persiste.

Entré dans le service du docteur Patel le 5 novembre.

Radiographie : zone de nécrose du volume d'une petite noix à l'extrémité inférieure du cubitus, épaississement périostique.

Le 12 novembre, régularisation de la cavité et obturation au Mosetig.

Suites opératoires normales. Léger suintement au premier pansement. Cicatrisation rapide.

Le 9 décembre, petit abcès de la cicatrice et formation d'une fistulette.

Le 5 janvier, la fistule est tarie, le malade sort complètement guéri.

OBSERVATION XXII

(Due à l'obligeance du docteur CHAINTRE)

Fracture du maxillaire inférieur. — Fistule persistante. — Plombage. — Guérison.

V...., blessé par une balle qui traversa le maxillaire au niveau de la symphyse et sortit par la bouche.

Suppuration légère avec fistule persistante.

Hospitalisé à Dole.

Le 16 octobre 1915, incision sur la ligne médiane et drainage.

Le 17 novembre, évidement d'une cavité du volume d'une noisette.

Devant la persistance d'un écoulement par le trajet fistuleux, nouvel évidement ; séchage de la cavité et plombage au mélange iodoformé.

Une petite partie du mélange est éliminée dans les jours suivants.

Au 15 janvier, la fistule s'est tarie et cicatrisée, sans symptômes inflammatoires. Guérison en sept semaines.

OBSERVATION XXIII

(Personnelle)

Fracture comminutive du tibia et du péroné droits. — Suppuration abondante. — Fistule du tibia datant de trois mois et demi. — Plombage. — Guérison en sept semaines après élimination du plombage.

C...., Laurent, 30 ans, chasseur alpin.

Blessé, le 25 juin 1915, par un éclat d'obus qui lui fractura les deux os de la jambe droite.

Pansé une heure après au poste de secours, puis évacué sur X...., où on lui place un appareil plâtré. Quelque temps après, phénomènes inflammatoires violents au niveau de la blessure. Débridement, ablation d'esquilles et drainage.

Au début du mois d'août, la fracture n'est pas consolidée, on pratique la résection des deux extrémités osseuses du tibia ; drainage. Lavages antiseptiques à l'eau oxygénée et à la liqueur de Labarraque.

Courant d'oxygène sur la plaie (?).

Évacué sur Lons-le-Saunier, le 2 octobre, avec une fistule persistante du tibia droit.

Entre dans le service du docteur Patel, le 6 novembre.

La radiographie montre une grande cavité au niveau de son cal, au tiers supérieur du tibia.

Intervention le 13 novembre. Curettage d'une cavité du volume d'une grosse noix et plombage. Réaction inflammatoire violente deux jours après l'intervention. Élimination presque totale du plombage ; il n'en reste qu'une faible partie qui tapisse les parois de la cavité. Fistule récidivante. Dans les jours suivants la plaie opératoire prend meilleur aspect et la cavité se comble peu à peu.

Quitte le service le 10 janvier 1916, guéri depuis plusieurs jours.

OBSERVATION XXIV

(Due à l'obligeance du docteur CHAINTRE)

Fracture esquilleuse du tibia droit. — Ostéite secondaire avec fistulisation. — Plombage. — Guérison en six semaines.

B...., Pierre, soldat d'infanterie.

Blessé, le 12 juin 1915, par un éclat d'obus, à la jambe droite, qui ne fait qu'écailler le tibia.

Petit foyer d'ostéite de la face antérieure du tibia. Suppuration légère, mais persistante, malgré les pansements antiseptiques.

Évacué sur Dole, subit une ablation d'esquilles osseuses le 19 juillet 1915. L'absence de radiographie ne permet pas de soupçonner un petit éclat d'obus inclus dans le tibia. Persistance de la suppuration. Nouvelle intervention le 11 septembre ; l'éclat d'obus est retiré.

Le 13 novembre, on pratique un large évidement du tibia, qui permet l'ablation de débris vestimentaires.

Séchage à l'air chaud et plombage au mélange iodoformé.

Suites opératoires excellentes.

Au 15 janvier, la guérison est complète.

OBSERVATION XXV

(Due à l'obligeance du docteur CHAINTRE)

Fracture compliquée du calcanéum droit. — Fistule secondaire persistante : quatre mois et demi. — Plombage au Mosetig. — Guérison sans suppuration en six semaines.

O...., Jean, sergent de chasseurs à pied.

Blessé, le 2 juillet 1915, par un éclat d'obus qui lui fracture le calcanéum droit près de l'insertion du tendon d'Achille.

Ablation d'esquilles osseuses à l'hôpital de G...., le 12 juillet.

Suppuration persistante.

Évacué à Dole, y est opéré le 23 novembre.

Évidemment complet du calcanéum dont il ne reste, à l'état sain, que la coque. Aucune lésion articulaire. Séchage à l'air chaud. Plombage de la cavité au mélange de Mosetig.

Suites opératoires excellentes. Pas de suppuration, seulement un peu de rougeur des bords de la cicatrice.

Le 15 janvier 1916, peut être considéré comme guéri.

OBSERVATION XXVI

(Due à l'obligeance du docteur CHAINTRE)

Fracture de l'astragale et du calcanéum droit. — Suppuration très abondante avec fistule datant de neuf mois. — Plombage. — Petite fistule secondaire avec élimination partielle de plombage. — En voie de guérison.

B..., Florimond.

Blessé, le 27 février 1915, par une balle, au pied droit, qui lui perfore l'astragale et le calcanéum.

Arrive le 25 août à Dole avec une suppuration très abondante de la blessure, déjà traitée par l'immobilisation et les lavages antiseptiques.

La radiographie montre une cavité osseuse intéressant l'astragale et le calcanéum.

Le 26 novembre, large évidement osseux des deux os, asepsie de la cavité au thermo-cautère et séchage à l'air chaud. Obturation au mélange iodoformé.

Légère réaction inflammatoire dans les jours suivants, une partie du plombage est éliminé. Suintement abondant.

La cicatrisation s'opère, il persiste cependant une fistule qui se tarit peu à peu.

Au 15 janvier 1916, la fistulette est presque cicatrisée et le malade peut être considéré comme guéri.

OBSERVATION XXVII

(Due à l'obligeance du docteur DECHERF)

Fracture du tibia droit. — Fistule osseuse persistante datant de treize mois et demi. — Plombage. — Guérison en sept semaines.

M..., Eugène, 32 ans, soldat d'infanterie.

Blessé, le 15 septembre 1914, par une balle qui lui traversa la jambe droite en lui fracturant le tibia.

Reste quatre jours sur le champ de bataille sans recevoir

de soins. Pansé ensuite à l'ambulance X...., est évacué sur Trouville. Le membre est maintenu en bonne position dans un appareil à attelles.

Suppuration abondante. Le 11 octobre on lui fait une suture osseuse des deux fragments du tibia. Les fils sont enlevés fin décembre, la fracture étant consolidée. On lui fait à plusieurs reprises des extractions d'esquilles osseuses.

Renvoyé à peu près guéri au dépôt de son régiment, rentre le 17 novembre dans le service du docteur Patel, porteur d'une fistule persistante.

Radiographie : zone d'ostéite raréfiante au niveau de son ancien foyer de fracture.

Le 24 novembre, sous anesthésie curettage de la cavité tibiale du volume d'une grosse noix. Remplissage au mélange iodoformé.

Suites opératoires excellentes. Le 6 décembre, la cicatrisation est presque complète, sauf en un point de la plaie cutanée qui présente un léger suintement.

Le 10 janvier 1916, le malade quitte le service, complètement guéri.

OBSERVATION XXVIII

(Due à l'obligeance du docteur CHAINTRE)

Fracture du deuxième métatarsien gauche. — Suppuration persistante datant de cinq mois. — Plombage. — Guérison en cinq semaines.

C...., Henri. Blessé, le 25 juin 1915, par des éclats d'obus multiples. Fracture du deuxième métatarsien avec plaie étendue du pied gauche.

Suppuration abondante. Ablation d'esquilles osseuses et de petits éclats d'obus, à plusieurs reprises. Persistance de la suppuration.

Hospitalisé à Dole.

Le 26 novembre, évidement du deuxième métatarsien ; on ne conserve qu'une mince coque osseuse. Plombage, avec drainage, par une petite plaie de la face plantaire.

Suites opératoires excellentes. Pas de réaction inflammatoire, pas d'élimination du plombage.

Le 1er janvier 1916, la suppuration est complètement tarie
et le malade peut être considéré comme guéri.

OBSERVATION XXIX

(Due à l'obligeance du docteur CHAINTRE)

*Fracture par arrachement de la crête tibiale. — Fistule osseuse secon-
daire. — Suppuration pendant cinq mois et demi. — Plombage. —
Guérison en cinq semaines.*

P..., Louis. Blessé, le 22 juin 1915, par un éclat d'obus, à
la jambe gauche, qui lui occasionne une fracture parcellaire
de la crête tibiale.

Arrive à Dole, avec une fistule persistante, malgré un évidement, due à un foyer d'ostéite.

Le 8 décembre, sous anesthésie, évidement du tibia, au
niveau de l'ancien foyer. Cavité fongueuse du volume d'une
petite noix. Assèchement de la cavité et asepsie au thermo-
cautère, plombage au mélange de von Mosetig Moorhof.

Suites opératoires bonnes, léger suintement les deux premières semaines.

Au 15 janvier 1916, la guérison paraît définitive, il persiste un peu de rougeur de la plaie opératoire.

OBSERVATION XXX

(Personnelle)

*Fracture parcellaire du tibia gauche. — Fistule persistante datant de
sept mois. — Plombage. — Cicatrisation per primam. — Fistulette
secondaire. — Guérison en quatre semaines.*

U...., Charles, 21 ans, chasseur à pied.

Blessé, le 12 mai 1915, par des éclats multiples de grenade
aux deux jambes. Pansé deux heures après la blessure par
les Allemands qui le firent prisonnier.

Amputé de la cuisse droite le 25 mai. Un des éclats occasionna une fracture esquilleuse de la face postérieure du tibia gauche. La suppuration s'établit d'emblée et a toujours persisté depuis.

Rentré en France, le 17 juillet 1915, avec un convoi de grands blessés, subit une régularisation de son moignon.

Entre dans le service du docteur Patel, le 25 novembre, porteur d'une fistule persistante du tibia gauche, un peu au-dessus de l'articulation tibio-tarsienne.

La radiographie montre deux points d'ostéite raréfiante à la partie postéro-inférieure du tibia gauche. Deux petits éclats d'obus sont visibles à ce niveau, sur la plaque.

Le 16 décembre, incision latéro-interne conduisant sur le tibia nécrosé aux deux points indiqués, extraction des corps étrangers. Curettage des deux cavités qui présentent respectivement le volume : la supérieure, d'une grosse noisette ; l'inférieure, d'une noix. Hémostase difficile. Plombage. Curettage du trajet fistuleux.

Suites opérations bonnes, élévation thermique à 39°5 le troisième jour, apyrexie au sixième jour. Cicatrisation par première intention au douzième jour. Un léger suintement persiste au niveau de l'orifice externe de l'ancien trajet fistuleux, qui est à peu près complètement tari le 13 janvier 1916.

OBSERVATION XXXI

(Personnelle)

Fracture de l'humérus droit. — Fistule datant de six mois et demi. — Plombage. — Guérison avec persistance d'une fistulette en voie de cicatrisation.

D.. ., Jean, 23 ans, chasseur alpin.

Blessé, le 17 juin 1915, par un éclat d'obus, au bras droit, qui lui fracture l'humérus au tiers inférieur.

Pansé immédiatement et évacué sur X... où on lui place le membre dans une gouttière en zinc.

Évacué sur Dole ; pose d'un appareil plâtré. La fracture est consolidée en deux mois, mais la suppuration persiste et du pus s'écoule par une fistule externe.

Entre dans le service du docteur Patel le 23 décembre.

Intervention pratiquée le 2 janvier 1916. Curettage d'une cavité du volume d'une petite noix. Plombage au mélange iodoformé. Légère réaction fébrile le lendemain, au voisinage de 39°; le blessé devient apyrétique le quatrième jour.

Les fils sont enlevés le 8, légère suppuration.

Le 30 janvier, le malade est presque guéri, il persiste une légère fistulette avec suintement infime.

OBSERVATION XXXII

(Personnelle)

Fracture du fémur droit par éclats d'obus. — Fistule datant de huit mois. — Extraction de l'éclat d'obus. — Plombage. — Guérison.

S...., Léon, 30 ans, soldat d'infanterie.

Blessé, le 30 avril 1915, par des éclats d'obus à la cuisse droite. Pansé peu de temps après sa blessure. Soigné dans plusieurs formations sanitaires. A Dole une intervention permet l'extraction de nombreuses esquilles et de plusieurs projectiles.

Entre dans le service du docteur Patel, le 11 novembre 1915. Persistance de la suppuration.

Le 26 novembre, extraction de deux éclats d'obus. La fistule ne se tarit pas.

La radiographie permet de déceler un projectile inclus dans le fémur, avec une zone de nécrose à son niveau.

Le 4 janvier, curettage d'une grande cavité du volume d'une petite pomme, extraction de l'éclat d'obus. Plombage.

Suites opératoires excellentes, pas d'élimination du plombage.

Au 30 janvier, le blessé peut être considéré comme guéri.

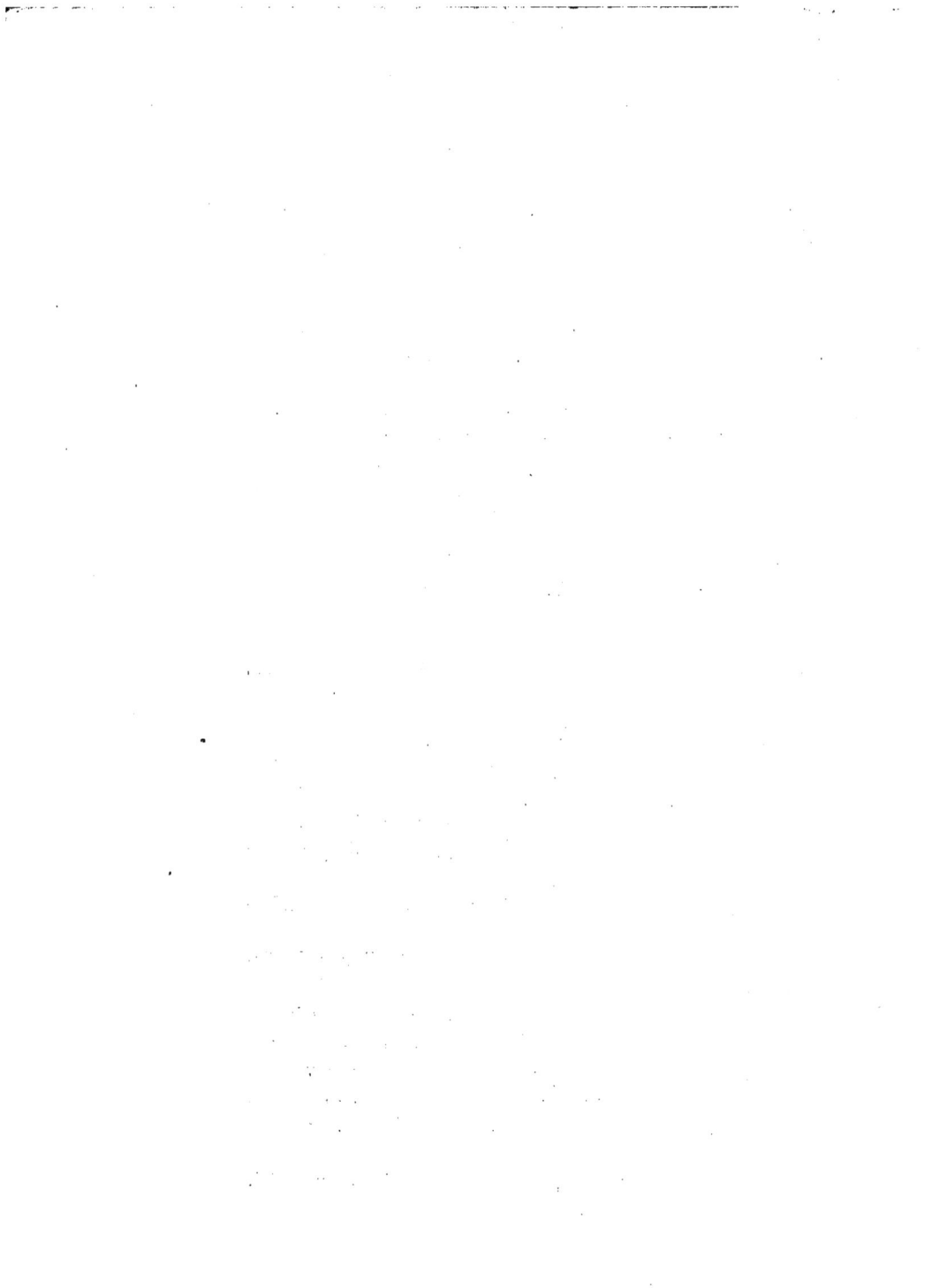

RÉSUMÉ

~~~~~~~~~~

En résumé, notre travail porte sur trente-deux observations avec guérison complète de la fistule osseuse traitée. (S'il persiste un peu de suintement chez deux de nos malades, Obs. XXXI et Obs. XXXII, on peut cependant, connaissant la marche habituelle de la réparation et vu le temps très court qui s'est écoulé depuis l'intervention (quatre semaines), les considérer comme guéris et les faire figurer dans notre thèse.) Ce suintement habituel ne se tarit que vers la cinquième ou la sixième semaine.

Il a été plombé trente-trois os, le blessé de l'Observation XXVI étant porteur d'une cavité osseuse intéressant à la fois l'astragale et le calcanéum, qui ont subi tous deux le même traitement.

L'obturation au mélange iodoformé se répartit de la façon suivante :

Tibia,	12 fois.
Humérus,	5 —
Calcanéum,	4 —
Radius,	3 —
Fémur,	2 —
Cubitus,	2 —
Péroné,	1 —

6

Astragale,	ɪ	fois.
Métatarsien,	ɪ	—
Os iliaque,	ɪ	—
Maxillaire inférieur,	ɪ	—
Total	33	fois.

Remarquons, en passant, qu'il semble, que le membre inférieur est le plus souvent atteint, puisqu'il a été pratiqué vingt interventions pour dix sur le membre supérieur, soit la moitié plus.

L'agent vulnérant le plus fréquent est l'éclat d'obus (2ɪ fois), qui laisse loin derrière lui la balle de fusil, que nous ne retrouvons que huit fois, et le shrapnel (2 fois), ou l'éclat de grenade (ɪ fois).

Comme nous l'avons indiqué plus haut, la cicatrisation par première intention est exceptionnelle, nous ne l'avons observée que trois fois, encore faut-il dire que deux fois (Obs. VII et Obs. XXI), une fistule secondaire s'est formée, assez vite tarie, il est vrai. Le blessé de l'Observation XXX, seul, ne s'est pas fistulé, la suppuration secondaire ne s'est faite qu'au niveau de son ancien orifice fistuleux, qui avait été seulement gratté et non enlevé en entier.

On note trois éliminations presque totales de plombage; la guérison est cependant survenue quelque peu retardée (Obs. XVII, Obs. XXIII et Obs. XXVI). Mais toujours il est resté suffisamment de mélange pour tapisser les parois de la cavité; cela fait bien ressortir qu'on doit considérer le mélange de von Mosetig, non comme un plombage proprement dit, mais comme un *pansement interne*.

Enfin, la réaction inflammatoire est presque nulle et la fièvre, quand elle existe, n'a guère dépassé 39°. L'intoxication, même légère, par l'iodoforme, n'a jamais été observée. La guérison survient en moyenne en cinq ou six semaines. A noter que les vieilles cavités suppurantes, datant de neuf à quatorze mois, guérissent plus vite que les fistules récentes. Cela tient probablement à l'atténuation de la virulence des microbes pathogènes.

La méthode semble avoir fait ses preuves, et il paraît bien, qu'à l'heure actuelle, l'obturation au mélange iodoformé soit le traitement de choix de la fistule osseuse traumatique.

CONCLUSIONS

I. Toutes les fistules osseuses nécessitent un traitement chirurgical, étant conditionnées par la présence d'un corps étranger (séquestre, projectile,
débris vestimentaire). Seuls les foyers d'ostéite, à
cavité nettement délimitée, sont justiciables du traitement par l'obturation.

II. Le mélange à base d'iodoforme et de blanc de
baleine a été employé dans ce but. Il a donné dans
tous les cas des résultats excellents.

III. Ce mélange agit dans la cavité à la façon d'un
pansement interne qui se résorbe et permet la réparation de la cavité par bourgeonnement.

IV. La cicatrisation par première intention est
rare ; dans ce cas la guérison est obtenue très rapidement en 15 jours ou 3 semaines. Le plus souvent
le plombage est éliminé partiellement, mais il reste
toujours suffisamment du mélange pour jouer le rôle
qui lui est dévolu.

V. La guérison semble plus rapide dans les fistules anciennes; mais, d'une façon générale, elle est obtenue au bout de quatre á six semaines.

BIBLIOGRAPHIE

~~~~~~~~~~~

ALDOLFF. — Société médicale de Berlin in *Semaine médicale*, 1890.

AUFFRET. — *Revue d'orthopédie*, 1908.

ARNOZAN. -- Précis de thérapeutique, 1907.

BECK. — *Revue de chirurgie*, 1910.

BÉRARD et THÉVENOT. — *Revue d'orthopédie*, 1904.

BÉRARD. — Communications aux XXIᵉ et XXIIIᵉ congrès de chirurgie. Paris, 1908 et 1909.

CALOT, VIGNARD et MENCIÈRE. -- Communication au XXIIIᵉ congrès de chirurgie. Paris, 1910.

CALOT. — Orthopédie indispensable aux praticiens, 1910 (*Archives générales de la médecine*).

CHAPUT. — Communication à la Société de chirurgie de Paris, janvier 1910.

COLLENET. — Thèse de Lyon, 1908.

DAMIANOS. — *Deutsche Zeitschrift für chirurgie*, 1903.

— *Centralblatt für chirurgie*, 1904.

DELORME. — Traité de chirurgie de guerre, 1893.

DURAND. — Communication à la Société de chirurgie de Lyon, 23 avril et 23 décembre 1909.

GRÜBER. — Thèse de Lyon, 1908.

HAU. — *Lyon médical*, 1916.

Von HACKMANN. — *Wiener Klinische Wochenschrift*, 1901.

IMBERT. — Thèse de Lyon, 1912.

JOUET. — Thèse de Bordeaux, 1908.

JOUON. — *Gazette médicale de Nantes*, 1904.

MARTIN. — Thèse de Lyon, 1909-10.

MATHIOT. — Thèse de Lyon, 1910.

Von Mosetig-Moorhof. — *Wiener Klinische Wochenschrift*, 1902–1906.

— *Centralblatt für chirurgie*, 18 avril 1903.

— *Deutsche zeitschrift für chirurgie*, 1904.

Nové-Josserand. — Communications à la Société de chirurgie de Lyon, 11 février 1904, 12 mars 1908.

— Communication au XXIᵉ congrès de chirurgie. Paris, 1908.

Ortal. — Thèse de Paris, 1907.

Patel. — Communication à la Société de chirurgie de Lyon, juin 1909.

Renaud. — Thèse de Lyon, 1904.

Rendu. — Thèse de Lyon, 1910.

Rottenstein. — Thèse de Paris, 1907.

Senn. — *American Journal of science*, 1889.

Vallas. — Communication à la Société de chirurgie de Lyon, 1910.

Viannay. — Communication à la Société des sciences médicales de Saint-Étienne, 1907.

Vignard et Armand. — *Revue de chirurgie*, 1910.

Vignard et Gruber. — Plombage des os par le procédé de von Mosetig-Moorhof. *Province médicale*, 1908.

Vignard. — Communications à la Société de chirurgie de Lyon, 20 janvier et 3 mars 1910.

TABLE DES MATIÈRES

~~~~~~~~

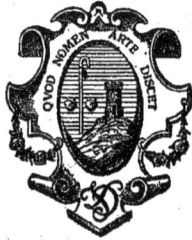

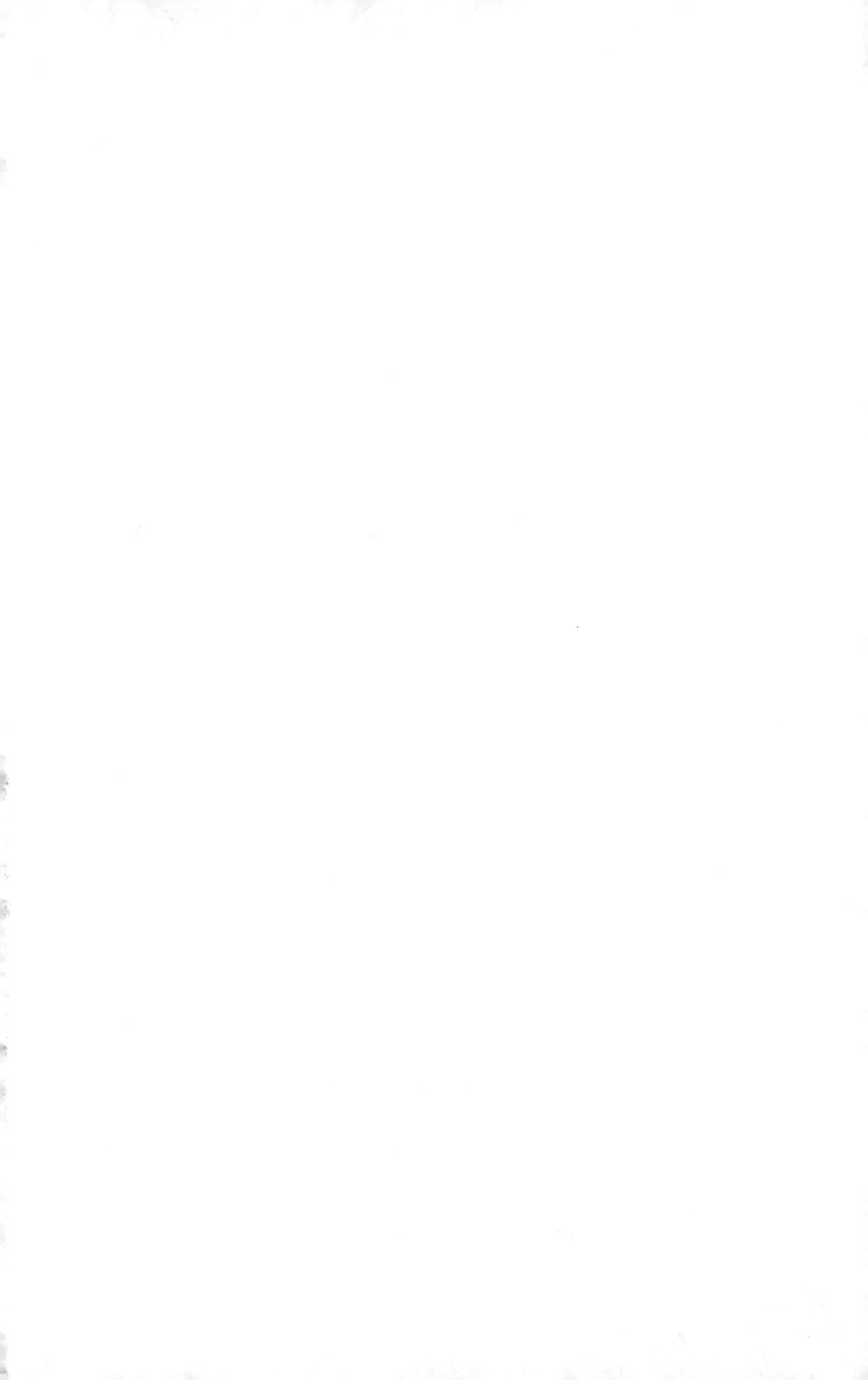

www.ingramcontent.com/pod-product-compliance
Lightning Source LLC
Chambersburg PA
CBHW030927220326
41521CB00039B/1134